RECHERCHES CLINIQUES

SUR LA

PARALYSIE GÉNÉRALE

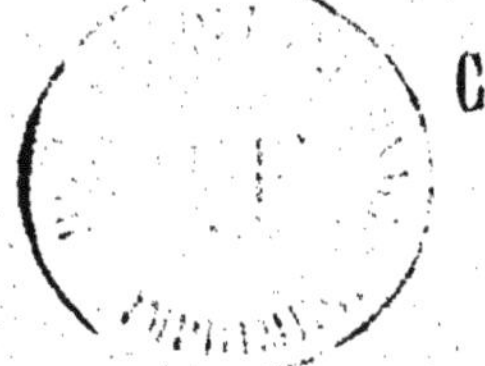

CHEZ L'HOMME

PAR

Le Docteur L. F. ARNAUD

DOCTEUR EN MÉDECINE DE LA FACULTÉ DE PARIS

Médaille de bronze de l'Assistance publique
Interne des Asiles de la Seine
Lauréat de la Société médico-psychologique
(Prix Esquirol 1888)

PARIS
OCTAVE DOIN, ÉDITEUR
8, PLACE DE L'ODÉON, 8

1888

RECHERCHES CLINIQUES

SUR LA

PARALYSIE GÉNÉRALE

CHEZ L'HOMME

PAR

Le Docteur L. F. ARNAUD

DOCTEUR EN MÉDECINE DE LA FACULTÉ DE PARIS

Médaille de bronze de l'Assistance publique
Interne des Asiles de la Seine
Lauréat de la Société médico-psychologique
(Prix Esquirol 1888)

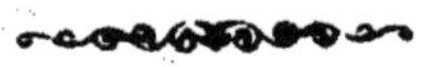

PARIS
OCTAVE DOIN, ÉDITEUR
8, PLACE DE L'ODÉON, 8

1888

DU MÊME AUTEUR :

I. — **Sur un cas d'ataxie locomotrice d'origine syphilitique.** — Encéphale, juillet 1887.

II. — **Considérations cliniques et statistiques sur la paralysie générale chez l'homme.** (Mémoire couronné par la Société médico-psychologique. Prix Esquirol 1888).

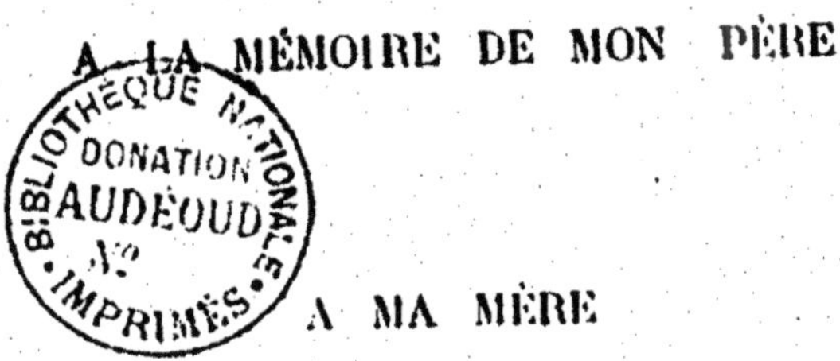

A LA MÉMOIRE DE MON PÈRE

A MA MÈRE

A MES FRÈRES

A MES PARENTS

A MES AMIS

A MES MAÎTRES DANS LES HÔPITAUX

MM. LES Drs TROISIER, FÉRÉOL et RAYMOND
(Externat 1883-1886).

A MON PREMIER MAÎTRE EN MÉDECINE MENTALE

MONSIEUR LE DOCTEUR CH. VALLON

Médecin en chef à l'asile de Villejuif
(Internat 1886 et 1887).

A MON EXCELLENT MAÎTRE ET PRÉSIDENT DE THÈSE

MONSIEUR LE PROFESSEUR B. BALL

Professeur de clinique des maladies mentales
Membre de l'Académie de médecine
Médecin des hôpitaux
Chevalier de la Légion d'honneur
(Internat 1888)

RECHERCHES CLINIQUES

SUR LA

PARALYSIE GÉNÉRALE

CHEZ L'HOMME

AVANT-PROPOS

Au début de mon internat dans les asiles d'aliénés de la Seine, j'ai eu la bonne fortune d'être attaché à un service d'hommes, qui s'ouvrait à l'asile de Villejuif. J'ai pu observer un très-grand nombre de malades, sous la direction de mon excellent maître, M. le Dr Vallon. Le grand nombre de paralytiques généraux qui se trouvaient parmi les entrants, attira naturellement mon attention sur cette catégorie intéressante de malades qui, sous certaines apparences communes, se montrent si divers, si différents les uns des autres, quand on les étudie avec soin.

Mes observations m'ont semblé, au moins sur certains points de détail, n'être pas toujours en concordance absolue avec les idées le plus généralement admises.

De là, l'idée de ce travail, dans lequel j'ai été encou-

2

ragé et guidé par mon maître M. Vallon, avec une bienveillance pour laquelle je suis heureux de lui témoigner publiquement ma profonde gratitude.

C'est dans son service que j'ai rassemblé la plus grande partie des matériaux de cette thèse.

L'autre partie a été recueillie à Sainte-Anne, dans le service de M. le professeur Ball, dont j'ai l'honneur d'être l'interne. Que ce savant maître me permette de lui exprimer ici ma reconnaissance pour ses conseils précieux et ses encouragements dans l'étude difficile de la médecine mentale, qu'il sait féconder et rendre si vivante en la rapprochant sans cesse de la médecine générale et de la clinique commune.

Je prie mes maîtres dans les hôpitaux de Paris, MM. Troisier, Féréol et Raymond, de vouloir bien accepter l'hommage sincère de mes remerciements.

M. le Dr Pichon, chef de clinique des maladies mentales, qui est pour moi un ami, voudra bien croire à ma reconnaissance pour la cordialité qu'il sait mettre dans nos rapports quotidiens et pour les excellents conseils qu'il n'a cessé de me prodiguer.

Je suis heureux de remercier aussi MM. les Drs J. Falret, Cotard, Motet, Vétault et Doutrebente pour l'obligeance dont ils ont fait preuve en me communiquant des renseignements très précieux.

Tous les documents qui composent ce travail sont absolument personnels; tous les malades dont il y est question ont été observés par nous et longuement étudiés.

Nous avons procédé avec la plus grande rigueur dans notre statistique; les 3/4, au moins, de nos malades ont été certifiés paralytiques généraux par 3 aliénistes dont la compétence n'est pas discutable : un médecin de la Préfecture, le médecin du bureau d'admission de Sainte-Anne, et le chef du service où nous avons pris nos observations.

Presque tous les autres ont deux certificats : de l'admission et du service.

Nous avons rejeté tous les cas, assez nombreux, où la paralysie générale était indiquée comme *probable*.

En un mot, nous avons tenu à ne mettre en œuvre que des matériaux d'une qualité et d'une solidité parfaites, dans l'espoir qu'ils soutiendraient plus fortement les conclusions que nous appuyons sur eux. S'il est vrai, comme l'a dit M. J.Falret, que « l'histoire de la paralysie générale soit à refaire », les faits seuls permettront d'atteindre le but.

Notre travail se divise en deux parties.

La première comprend deux chapitres : l'un a pour objet de démontrer l'extension de la paralysie générale, au triple point de vue du nombre de sujets atteints, — des périodes de l'existence où l'on observe la maladie, — des milieux où elle se développe. Dans l'autre chapitre, nous étudions, d'une façon générale, les conditions étiologiques relevées chez nos malades.

La seconde partie renferme deux séries d'observations relatives à la paralysie générale précoce et à la paralysie générale tardive.

Des conclusions résument le travail.

PREMIÈRE PARTIE

CHAPITRE I

EXTENSION DE LA PARALYSIE GÉNÉRALE.

1. — *La paralysie générale atteint un plus grand nombre de sujets.*

La paralysie générale est elle, ou non, en voie d'augmentation progressive?

Ce point qui semble tout d'abord facile à résoudre, est cependant encore incertain; les chiffres varient avec les auteurs, ils varient suivant les milieux où l'on a observé. Certains pensent que la maladie gagne rapidement du terrain.

Ainsi, M. Calmeil, qui avait d'abord trouvé 1/15 de paralytiques généraux parmi les hommes aliénés (1), est arrivé à admettre la proportion de 1/4 à 1/3 (2).

Comme M. Calmeil, Marcé croit à l'augmentation progressive de la paralysie générale. A Bicêtre, dit-il, en sup-

1. Calmeil : *De la paralysie considérée chez les aliénés*, Paris, 1826.

2. Calmeil ; *Traité des maladies inflammatoires du cerveau*, Paris, 1859.

primant les idiots et les épileptiques, les paralytiques généraux formeraient la moitié des hommes admis (1).

Morel est « tenté de croire que la paralysie générale « est en progrès (2). »

M. Auguste Voisin se range à la même opinion, en disant que « l'intérêt qui s'attache à l'étude de la paralysie « générale s'explique, lorsqu'on assiste à l'extension de « cette affection redoutable ; sans l'appeler la maladie du « siècle, il faut reconnaître l'influence des bouleversements sociaux et des révolutions sur le développement « de cet état morbide, etc. (3). »

Une statistique allemande donne, pour une période de sept années, les chiffres suivants qui indiquent une progression du simple au double, pour les paralytiques généraux hommes.

1870.	14	1874.	28
1871.	20	1875.	29
1872.	27	1876.	29 (4).
1873.	25		

Notre savant maître, M. le professeur Ball, écrit : « La « paralysie générale commence à poindre vers la fin du « XVIIIe siècle ; elle s'affirme au XIXe et n'a jamais fait autant de ravages qu'aujourd'hui (5). »

1. Marcé. *Traité pratique des maladies mentales*, Paris, 1862.

2. B. A. Morel. *Traité des maladies mentales*, Paris, 1860, page 813.

3. A. Voisin. *Traité de la paralysie générale des aliénés*, 1879.

4. Sanders, Cité in Colovitch, thèse Paris, 1882.

5. B. Ball, *Leçons sur les maladies mentales*, Paris, 1880, page 757.

Pour M. Régis, « il n'est pas douteux que sa fréquence « (de la paralysie générale) tend à s'accroître de jour en « jour (1) ».

D'autres observateurs émettent des doutes sur la réalité de cette progression.

Dans leur remaquable article « *Paralysie générale* », du *Dictionnaire encyclopédique*, MM. Christian et Ritti disent avoir « peine à croire que l'augmentation de la paralysie « soit aussi considérable » et ils se demandent « si, dans « les statistiques, on ne confond pas avec cette affection « une foule d'autres maladies cérébrales n'ayant qu'une « ressemblance plus ou moins éloignée avec la paralysie « générale. »

Il est vrai que, dans un travail plus récent (2), M. Christian semble revenir sur cette opinion ; car, après avoir montré que, de 1879 à 1886, le nombre de paralytiques reçus chaque année à Charenton est resté sensiblement le même, cet auteur ajoute que pour des raisons théoriques, il « incline à croire que la paralysie générale devient réellement plus fréquente. »

Nous citerons encore la statistique très considérable du Dr Planès ; dans ses *Recherches sur le mouvement de l'aliénation mentale à Paris* (1872-1885), il montre que le chiffre des paralytiques généraux ayant passé par la Préfecture en 1885 (172 paralytiques généraux) est presque le même que celui de 1873 (174) ; il en conclut « que si la

1. E. Régis, *Manuel pratique de médecine mentale*, Paris, 1885, p. 333.

2. *Recherches sur l'étiologie de la paralysie générale*, par J. Christian, *Archives de Neurologie*, sept. 1887.

« paralysie générale est en voie d'augmentation de fré-
« quence chez les hommes, elle ne l'est pas d'une façon
« très manifeste. »

Au fond, il n'y a pas opposition entre ces deux façons d'envisager les choses, et nous ne sachions pas qu'on ait nié formellement l'extension graduelle de la paralysie générale; seulement, faible pour les uns, cette extension est très considérable pour les autres. Quant à nous, s'il nous est permis de prendre parti, nous pensons que la paralysie générale gagne réellement du terrain, plus que ne semblent le croire Planès et MM. Christian et Ritti. Cela pour plusieurs raisons.

D'abord il nous parait difficile d'admettre que si les paralytiques généraux avaient toujours formé 12 ou 15 0/0 (pour prendre des chiffres moyens) du nombre total des aliénés, la maladie n'eût pas été entrevue, seulement entrevue, avant la fin du XVIIIe siècle.

Ce silence absolu au sujet d'une maladie qui aurait été aussi répandue, ne nous semble pas pouvoir s'expliquer par le seul fait de l'inattention ou de l'inexpérience des médecins; ils auraient été forcés de voir, comme ils y ont été forcés à la fin du XVIIIe siècle et au commencement du XIXe, alors que la paralysie générale n'était plus une quantité négligeable.

Sans y attacher plus d'importance que n'en méritent les statistiques, si nous comparons nos chiffres à ceux que donne Planès dans le travail cité plus haut, nous voyons que la proportion de cet auteur (un peu moins de 12 pour 0/0) est notablement inférieure à la nôtre.

En effet, sur les 1037 malades entrés à l'asile de Villejuif en 1886-1887, jusqu'au moment où s'arrête notre relevé, nous trouvons 202 paralytiques généraux, soit une proportion de 10, 5 0/0.

Cette proportion est considérable, et elle nous semble venir à l'appui de l'opinion qui attribue à la maladie une extension notable.

Nous montrerons plus loin que la paralysie générale tend de plus en plus à envahir des périodes de la vie qu'elle avait jusqu'alors respectées ; nous y voyons une preuve très nette en faveur de notre opinion.

Une autre considération nous est fournie par le milieu même où nous avons observé.

Presque tous nos malades appartiennent à une classe socialement et intellectuellement inférieure.

Or, la plupart des auteurs soutenant que la paralysie générale est de beaucoup plus fréquente dans les classes élevées, il faut bien admettre une extension réelle et notable de la maladie pour qu'on la puisse rencontrer en si grande proportion chez des sujets considérés comme moins exposés.

Du reste, les chiffres de la Préfecture relatifs à la proportion de la paralysie générale ne peuvent donner des résultats probants ; d'une part les difficultés que présente le diagnostic de cette affection à la période de début ; d'autre part la réserve qu'impose aux médecins du dépôt le très court espace de temps qu'ils peuvent consacrer à l'examen des malades, font qu'un assez grand nombre d'aliénés, qui seront plus tard reconnus paralytiques généraux, sont classés parmi les alcooliques, les excités maniaques simples, les affaiblis intellectuels, etc. La proportion fournie par la Préfecture est donc au-dessous de la vérité.

A l'admission de Sainte Anne même, où déjà les conditions sont plus favorables à l'établissement d'un diagnostic exact, M. Magnan ne marque pas, tous les ans, dans son rapport à la Préfecture de la Seine, de signaler cette cause d'erreur. Par exemple, dans le rapport pour l'année 1886, nous trouvons cette phrase : « ces chiffres, « *surtout pour les hommes*, sont au-dessous de la réa- « lité, un certain nombre de paralytiques à la première « période, ne présentant pas au moment de l'entrée, nous « l'avons déjà dit, des caractères suffisamment tranchés « pour un diagnostic précis. »

Nous avons relevé, dans ces mêmes rapports, le nombre des paralytiques généraux hommes entrés à l'admission pendant la période quinquennale 1882-1886.

1882. — 202 paralytiques généraux soit, 13, 03 0/0 du nombre total des admissions.

1883. — 239	paralytiques	généraux,	soit 14,75	pour 100
1884. — 236	id	id	soit 11	pour 100
1885. — 263	id	id	soit 14,60	pour 100
1886. — 285	id	id	soit 15,45	pour 100

On le voit, ces chiffres indiquent une *notable augmentation des paralytiques*, surtout marquée pour le *nombre absolu* de malades, encore sensible pour le *nombre relatif* ou *proportionnel*.

Dans ce recueil, nous relevons aussi l'opinion de « M. Dagonet sur le point qui nous occupe : « La paralysie « générale, dit le savant médecin de Sainte-Anne, continue

« à être l'affection prédominante... Cette maladie sem-
« ble réellement avoir augmenté de fréquence depuis
« quelques années (1). »

De tout ce qui précède, nous nous croyons autorisé à tirer notre première conclusion, à savoir que :

La paralysie générale est en voie d'extension progressive chez les hommes.

II. — *La paralysie générale atteint des âges qu'elle ne frappait pas auparavant, ou qu'elle frappait moins.*

1°. Les premiers auteurs qui ont décrit la paralysie générale avaient vu que son maximum de fréquence se produisait de 40 à 50 ans.

C'était l'opinion de Bayle (1822-1826), de M. Calmeil (1826) ; c'était aussi l'opinion de Parchappe et de Marcé, qui donnaient 44 *ans* pour l'âge moyen de la paralysie générale chez l'homme.

M. Luys (2) adopte le chiffre de 43 ans chez l'homme et de 41 ans chez la femme.

M. Auguste Voisin dit que la maladie s'observe le plus souvent de 35 à 45 ans ; ce qui donnerait 40 ans environ pour la moyenne.

On voit déjà, par ces différentes statistiques, que l'âge moyen de la paralysie générale tend à baisser. Le fait devient encore plus évident quand on consulte les relevés

1. Rapport pour l'année 1886, sur la division des hommes, à Sainte-Anne.

2. *Traité clinique et pratique des maladies mentales.*

faits pendant ces dernières années. Dans une statistique portant sur 317 cas, *hommes et femmes*, M. Régis est arrivé au chiffre moyen de 38 ans. Plus récemment, le docteur Vrain (1) donne une moyenne de 38 ans 1/2 pour 150 malades *des deux sexes*. L'âge moyen ayant toujours été considéré comme plus faible chez la femme, ces derniers nombres correspondent exactement à celui que nous ont donné nos 202 *cas*, soit 39 *ans* 1/2.

Pour nos malades, ce chiffre est certainement trop fort, si l'on tient compte de ce fait que nous avons pu déterminer avec précision le début de l'affection dans 51 cas seulement, c'est-à-dire 1 fois sur 4. Beaucoup de nos malades sont arrivés à l'asile à la dernière période de leur maladie; ils sont morts dans le marasme le plus complet, sans que nous ayons été fixé sur l'époque du début qui, dans bien des cas, remontait sans aucun doute à deux, trois ans et plus. Ces motifs nous portent à adopter l'âge moyen de 38 ans, comme répondant à la réalité des faits quant aux malades observés par nous.

L'abaissement de l'âge moyen de la paralysie générale est naturellement en rapport avec une fréquence plus grande de la maladie à un âge où jadis on l'observait rarement. Ainsi Bayle n'a *jamais vu* la paralysie générale *avant* 25 *ans*, *fort rarement* de 25 *à* 30 *ans*. Les contemporains de Bayle arrivent aux mêmes conclusions.

M. Calmeil, par exemple, déclare ne l'avoir observée

1. Vrain; Thèse de Paris, 1887. *Paralysie générale précoce.*

que 2 fois avant la 32e année » (1) ; il n'en a encore vu *aucun cas avant 22 ans, en* 1859 (2).

Plus près de nous, M. Luys déclare n'avoir rencontré *aucun exemple* de paralysie générale *avant* 25 *ans*. (*loc. cit.*)

M. Magnan indique 8 cas de 26 à 30 ans sur 202 paralytiques admis, soit à peu près 4 0/0 ; cet excellent observateur attache une certaine importance à ces cas, puisqu'il leur consacre une mention spéciale (3).

Sur un total de 196 paralytiques généraux observés à Charenton, MM. Christian et Ritti ne trouvent que 2 cas de 25 à 30 ans, pas un au dessous de 25 ans (4).

M. Christian (5) sur 340 paralytiques généraux, n'en compte aucun au dessous de 25 ans, 6 seulement de 25 30 ans (soit 1,77 0/0).

Cependant, en 1860 Morel avait remarqué déjà que : « depuis quelques années, la paralysie générale sévit avec « plus d'intensité qu'autrefois sur des individus plus jeu- « nes (6). »

L'attention a été appelée nettement, par M. Régis, sur les cas de *paralysie générale prématurée* En 1883, cet observateur distingué publia, dans l'*Encéphale*, un mé-

1. Calmeil, 1826, *Loc. cit.*
2. Calmeil, ouv. cité.
3. Magnan; *Note sur la statistique du Bureau d'admission pour l'année* 1882.
4. Christian et Ritti ; *arti. paralysie générale du Dictionnaire encyclopédique.*
5. Christian. *Arch. neurol.* sept. 1887.
6. Morel (*loc. cit.*).

moire sur cettequestion ; après avoir cité tous les exemples connus de paralysie générale ayant débuté avant 25 ans (ils étaient alors seulement au nombre de 4, appartenant à des auteurs étrangers : Krafft-Ebing, Meyer, Mendel, Turnbull) (1), M. Régis mentionne deux autres cas observés par lui à Sainte-Anne, l'un de 24, l'autre de 25 ans; enfin, il donne l'observation d'une paralysie générale ayant débuté chez un jeune homme *de 19 ans.*

Depuis, un certain nombre de cas ont été publiés en France et à l'étranger : l'un par MM. Rey et Manière (2), il a trait à un homme de 22 ans ; un autre, au-dessous de 20 ans, est dû à Wiglesworth (3).

Régis rapporte une nouvelle observation chez un jeune homme de 17 ans (4).

Dans l'excellente thèse du Dr Vrain, on trouve une observation personnelle de paralysie générale ayant débuté à 17 ans, et trois autres avant 25 ans.

Au total, il existe, à notre connaissance *cinq observations*, paraissant démonstratives, de paralysie générale avant 20 ans ; — 9 de paralysie générale entre 20 et 25 ans.

Nous avons observé un nouveau cas de paralysie générale précoce, chez un jeune homme de 22 ans, ce qui

1. Bien auparavant, M. Baillarger, qui a tant fait pour l'histoire de la paralysie générale, avait mentionné, sans en donner l'observation, un cas chez un sujet âgé de moins de 20 ans (Baillarger. *Nouvelles considérations sur la paralysie générale incomplète ; Gaz. des Hôp* 9 et 16 juillet 1840).

2. Rey et Manière. *Annales médicales psychologiques*, 1883.

3. Wiglesworth. *Journal of mental science*, 1883.

4. Régis. *Encéphale*, 1885.

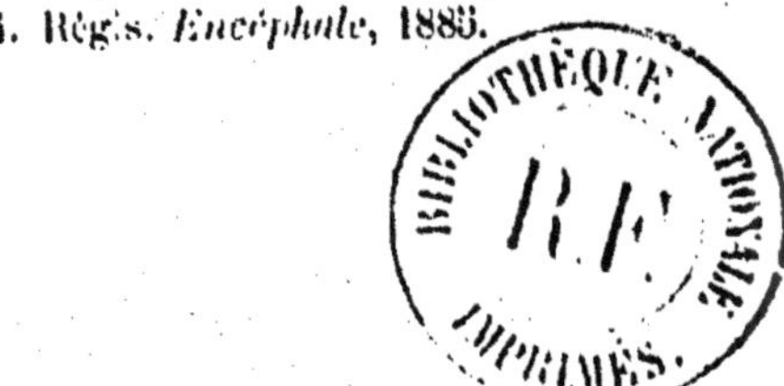

porte à dix le nombre de faits connus entre 20 et 25 ans.

Etant donnée la fréquence de la paralysie générale, ce faible chiffre montre que la maladie, sans être une véritable exception à cet âge, constitue encore une rareté. Mais comme tous ces cas ont été observés dans une récente période, *pendant ces dix dernières années* années, la conclusion s'impose que la paralysie générale tend à frapper un âge jusqu'alors indemne.

Quant à la période de 25 à 30 ans, au cours de laquelle Bayle déclarait la paralysie générale « fort rare » ; qui, sur un total de 536 paralytiques généraux avait fourni à MM. Christian et Ritti 8 cas seulement, c'est-à-dire une proportion de 1, 5 pour 100, il n'est plus exact de dire qu'elle soit *rarement* atteinte.

Dans son travail déjà cité, le Dr Vrain trouve, pour cette période, une proportion de 8 pour 100 sur 150 malades des deux sexes.

Nous-même sommes arrivé à une proportion un peu plus élevée pour nos 202 paralytiques généraux hommes (18 sujets, soit 8, 91 pour 100) ; *presque identiquement le même chiffre* que pour la période de 45 à 50 ans, (19), jadis considérée comme une des plus riches en paralytiques généraux.

De cette longue discussion, nous tirerons une seconde conclusion :

L'âge moyen de la paralysie générale s'est abaissé, et cet abaissement est en rapport avec une plus grande fréquence de la maladie à une période où jadis elle était fort rare.

Nous examinerons, dans la deuxième partie de notre

travail, les conditions qui président au développement de la paralysie générale précoce.

2° Après 60 ans, la paralysie générale a toujours été considérée comme exceptionnelle. Pour ne citer que des travaux récents, A. Foville écrit : « On observe encore un « certain nombre de cas jusqu'à 55 ans ; puis, vers 60 ans, « et surtout au-delà de cet âge, ils sont de nouveau une « véritable exception (1). »

M. le professeur Ball, dans ses *Leçons sur les maladies mentales*, mentionne un paralytique général âgé de 65 ans, et il ajoute que « ce chiffre peut être considéré comme « une limite extrême. »

L'article du *Dictionnaire encyclopédique* (1884) ne donne aucun exemple de paralysie générale au-delà de 60 ans ; l'un des auteurs, M. Christian, dans un travail plus récent, portant sur la statistique de Charenton, ne cite également aucun cas après 60 ans.

Sur les vingt paralytiques généraux, entrés à l'asile de Blois, en 1885 et 1886, et sur lesquels M. Doutrebente a bien voulu nous renseigner, aucun n'a même atteint cet âge.

Il résulte de ces citations, qu'après 60 ans, la paralysie générale est presque aussi rare qu'avant 25 ans ; on peut donc la qualifier de paralysie générale *tardive*.

Dans nos observations, il n'y a qu'un petit nombre de ces cas de paralysie générale *tardive*, trois seulement. L'un chez un homme de 63 ans ; l'autre chez un homme de 64 ans ; le troisième a débuté chez un sujet de 67 ans.

1. A. Foville, *Dictionnaire de Jaccoud*, article *Paralysie générale*, 1878.

C'est un des cas les plus rares que nous connaissions. Nous en donnons plus loin la relation complète ; elle nous a paru intéressante à plusieurs points de vue.

Nous ajouterons 2 observations, avec autopsie, de paralysies générales survenues de 56 à 60 ans, et que nous avons pu suivre dans le service de notre excellent maître, M. le professeur Ball. Sans être aussi exceptionnels qu'après 60 ans, ces faits sont encore rares ; dans notre statistique, nous avons, en effet, relevé trois cas seulement de 55 à 60 ans ; l'un d'eux a même donné lieu, en partie à cause de l'âge, en partie à cause de certains symptômes, à une erreur de diagnostic, que l'autopsie a redressée (observation XV).

Ce faible chiffre de paralysies générales tardives ne nous semble pas pouvoir étayer une conclusion précise. Cependant, comme ces cas sont récents, comme ils paraissent se multiplier dans ces dernières années (V. plus loin, *paralysie générale tardive*,), on peut dire *que la maladie semble tendre à devenir plus fréquente après* 55 *ans*.

III. — *Professions et milieu social.*

Chaque observateur a été frappé, et c'était là un résultat fatal, de certaines influences qu'il rencontrait plus particulièrement dans son champ d'étude.

La paralysie générale a été presque entièrement découverte quelques années après les grandes guerres du 1er Empire, après les bouleversements sociaux et politiques entraînés par sa chute ; elle a été plus spécialement étudiée à

Charenton, où les militaires formaient la majorité des pensionnaires; aussi les premiers auteurs ont-ils attribué une importance considérable aux fatigues, aux excès, aux déboires, aux émotions de toute espèce qu'entraîne le métier de soldat.

« De toutes les professions, dit M. Calmeil, celle des « armes exerce l'influence la moins douteuse et la plus « funeste (1) ». Bayle (2) incriminait la « transition d'une vie active à une existence de repos. »

En dehors des militaires, on sait que les malades de Charenton appartiennent, pour la plupart, aux classes aisées de la société, aux professions libérales. D'où, cette autre conséquence que la paralysie générale semblait s'attaquer de préférence aux gens instruits, à ceux dont les facultés intellectuelles sont plus actives; en un mot qu'elle frappe surtout *les sommets*.

Esquirol constatant que « comparativement aux hommes « aliénés de Bicêtre, il y a plus de paralytiques parmi les « aliénés de Charenton, » ajoute : « Les aliénés reçus à « Bicêtre sont pauvres, livrés à des travaux manuels, ils « *exercent moins leur intelligence* et *fatiguent moins leur « cerveau*. Cela est si vrai qu'il y *plus d'aliénés paralyti- « tiques dans les classes riches et élevées* que dans les « autres classes. (3) »

Cette opinion, généralement admise, reçut de Marcé et Contesse la consécration des chiffres; par leurs relevés de Bicêtre, ces auteurs établirent que les professions intel-

1. Calmeil. 1826, ouv. cité, p. 373.
2. Bayle, ouv. cité, 1826.
3. Esquirol, *Des maladies mentales*, 1838. T. II, p. 272 et 273.

lectuelles fournissaient deux fois plus de paralytiques généraux que d'autres aliénés.

M. Régis (1) est tout aussi affirmatif : « Ce sont les « *professions libérales*, les gens *intelligents* et pour ainsi « dire *l'élite de la société* qui fournissent à la paralysie gé- « nérale son plus fort contingent, *au moins chez les hom-* « *mes*. Elle est surtout fréquente chez les *savants*, les *avo-* « *cats*, les *médecins*, les *hommes de politiques ou d'affaires*. « Le *surmenage intellectuel* est une *cause puissante* de pa- « ralysie générale (p. 339) ». « On a remarqué de tout « temps que la paralysie générale devenait de plus en « plus commune chez l'homme, à mesure que l'on s'éle- « vait dans les classes élevées de la société, tandis que le « contraire existait chez la femme (p. 338). »

Cependant un des créateurs de la paralysie générale, Bayle avait déjà dit : « L'état de l'intelligence ne paraît pas « exercer d'influence sensible sur le développement de la « méningite chronique (c'est le nom qu'il donnait à la « paralysie générale) (2) ». « Les carrières scientifiques « et littéraires ont fourni un très petit nombre de mala- « des. Il semble qu'aucune cause ne devrait prédisposer « davantage à la maladie qui nous occupe que les excès « d'étude et une application trop forte. Il n'en est rien « cependant, car nous n'avons vu que 6 malades qui se « fussent livrés à des contentions d'esprit longues et sou- « tenues ; encore, dans ces cas, existait-il d'autres causes

1. Régis, *Manuel*, 1885, p. 338 et 339.

2. Bayle. *Traité des maladies du cerveau et de ses membranes*, pages 405, 407 et 419.

« qui paraissent avoir eu une influence beaucoup plus « sensible. »

A une époque toute récente, la question a été reprise; l'on s'est demandé s'il était vrai que la paralysie générale eût une telle prédilection pour les surmenés de l'esprit. Les conditions nouvelles que l'accroissement du nombre des asiles d'aliénés indigents a réalisées dans l'étude des maladies mentales ont permis de reconnaître que, même dans ce milieu d'artisans, d'ouvriers d'usine, de journaliers, les paralytiques généraux formaient un appoint considérable au chiffre de la population totale. Aussi, M. Christian a-t-il pu dire, chiffres en mains : « que la paralysie « générale, contrairement à une opinion reçue, n'est pas « exclusive aux hommes des classes élevées, instruites, et « même qu'elle ne les frappe pas de préférence... Aucune « condition n'est épargnée (1). »

Avant de connaître le travail précité, cette conclusion s'était déjà imposée à notre esprit comme résultat évident des faits que nous avons étudiés, et notre satisfaction a été grande de nous rencontrer avec un observateur aussi autorisé.

Sur nos 202 paralytiques généraux, nous avons pu relever la profession de 188 malades. Pour éviter une énumération interminable et absolument fastidieuse, nous avons établi 3 grands groupes :

1° Les professions dites libérales.

2° Les commerçants et employés.

3° Les professions manuelles.

1. Christian. *Archives de Neurologie*, sept. 1887.

Le premier groupe, que nous avons étendu jusqu'à y faire entrer un « artiste lyrique », un « artiste peintre », un « géomètre », ne comprend que *huit sujets;* aux trois indiqués ci-dessus, ajoutons un journaliste, deux architectes, un avoué et un avocat, et notre groupe des professions libérales est complet.

Il représente, on le voit, une très modeste proportion sur le total de nos malades, soit 4,25 pour 100.

Dans le deuxième groupe, composé de négociants, courtiers, représentants et employés de commerce, se rangent 41 malades, qui représentent 21,8 pour 100.

Un détail qui nous a frappé, et qui nous parait mériter d'être mis en lumière, c'est que sur les 41 malades composant ce deuxième groupe, 31 sont des *comptables*, ou des *employés de bureau*. Cette proportion considérable ne saurait s'expliquer par le milieu spécial où nous avons puisé les éléments de ce travail. Elle a été récemment signalée dans un article publié par M. Christian dans le n° de septembre 1887 des *Archives de Neurologie;* sur 250 paralytiques généraux observés à Charenton, on trouve 32 employés de commerce. A quoi tient cette fréquence de la paralysie générale parmi les gens de bureau? Nous inclinerions volontiers à l'attribuer, moins au travail intellectuel qu'ils sont tenus de fournir de par leur profession, qu'à leurs *conditions physiques* d'existence : journées, et souvent partie des nuits, passées dans une atmosphère confinée et surchauffée, conditions éminemment favorables aux hyperhémies et aux congestions cérébrales.

Quoi qu'il en soit, le fait existe, et nous avons cru devoir y insister.

Les professions manuelles nous ont fourni 134 *malades*, soit un peu plus de 71 0/0. Étant donné le genre de clientèle des *asiles publics* d'aliénés, nous ne songeons nullement à prétendre que la paralysie générale soit proportionnellement plus fréquente dans les professions manuelles.

Nous nous bornons seulement à conclure, en nous appuyant sur le chiffre considérable que nous venons de citer, que *la paralysie générale se rencontre fréquemment dans un milieu longtemps considéré comme moins frappé.*

Quelques remarques de détail peuvent être utilement faites à propos de ces professions. C'est ainsi que celles qui exposent à des *températures élevées* (pâtissiers, boulangers, forgerons, mécaniciens, verriers), nous ont fourni 13 malades.

Cette influence des hautes températures avait été signalée déjà, en 1826, par le savant M. Calmeil : « Le séjour « habituel auprès d'un feu ardent, auprès des fourneaux, « exerce une influence qu'on ne peut méconnaître. La « paralysie générale atteint fréquemment les cuisiniers, « boulangers, maréchaux, serruriers (1). »

D'autres auteurs l'ont, depuis, également indiquée.

Les professions qui, par elles-mêmes, exposent plus particulièrement à l'alcoolisme (cochers, marchands de vins, garçons de café), se présentent avec un chiffre assez élevé : 13 *malades*. Ce fait n'est pas une simple curiosité, depuis que M. Magnan a établi que l'alcoolisme chronique peut conduire lentement à la paralysie générale.

1. Calmeil, 1826, *loc. cit.*, p. 374.

Il reste 11 malades qui n'ont pû entrer dans le cadre adopté et qui appartiennent aux professions suivantes :

2 travailleurs militaires.
3 sergents de ville.
5 camelots.
1 bookmaker.

Une autre statistique de 173 cas, relevés au Pensionnat et à l'Asile de Ville-Evrard, nous est communiquée par notre excellent collègue et ami, le Dr Bruant; elle nous donne les résultats suivants, au point de vue des professions :

Sur 173 paralytiques hommes, 3 malades peuvent être considérés comme appartenant au groupe des professions libérales ; un auteur dramatique, un sculpteur, un *commissaire de police;* on voit que nous ouvrons largement ce groupe. Malgré cela, la proportion est encore inférieure à la nôtre, 1, 73 0/0.

Le second groupe (négociants, rentiers, employés), nous donne 44 malades, soit 25, 43 0/0.

Pour les professions manuelles, nous trouvons 126 malades, soit la proportion de 72, 8 0/0

Ces chiffres, on le voit, sont tout à fait comparables à ceux que nous a fournis notre statistique personnelle.

Nous avons cherché à établir une proportionnalité entre le nombre des paralytiques généraux de nos asiles et de ceux que l'on trouve dans les maisons de santé privées.

Là, on le sait, les malades appartiennent à un milieu social bien plus élevé, et l'on y rencontre un plus grand nombre de professions libérales.

Mais, pour des raisons de haute convenance qu'il est

inutile de développer, je n'ai pu me livrer à une enquête sur ce point spécial et j'ai dû me contenter des chiffres indiquant, pour une certaine période, le nombre des malades admis, avec la proportion de paralytiques généraux.

C'est à l'extrême obligeance de M. le Dr J. Falret et de M. le Dr Motet que je dois ces documents ; je les donne ici :

Dans l'espace de 10 années (1877 à 1887), M. Falret a reçu 219 malades, dont 66 paralytiques généraux, soit une proportion de 30 0/0.

Du commencement de 1870 à la fin de 1887, en 18 années, il est entré chez M. Motet 450 malades, sur lesquels 166 paralytiques généraux, ce qui donne la proportion de 36,88 0/0.

En réunissant ces deux séries de nombres, on trouve, sur un total de 669 malades, 232 paralytiques généraux ; soit, en chiffres ronds, 34 0/0.

La proportion est, on le voit, notablement supérieure à la nôtre, qui est de 20 pour 100. Ainsi exprimé, sans commentaires, ce résultat ne répond pas à la réalité des choses. Les statistiques des asiles publics et celles des maisons de santé privées ne sont, en effet, comparables qu'en tenant compte de certaines particularités importantes.

Les asiles publics sont encombrés par une foule de malades, alcooliques ou débiles, pour lesquels, après un premier internement, la moindre incartade sur la voie publique ou chez le marchand de vins, a comme conséquence un voyage au Dépôt, puis à Sainte-Anne ; l'itinéraire est fatal.

Les malades de cette catégorie sont inconnus, ou à peu

près, dans les maisons particulières, dont la clientèle est protégée, par son genre d'existence même, contre le sergent de ville et le Dépôt.

Pareillement, beaucoup d'indigents infirmes, hémiplégiques, ou simplement séniles, sont envoyés, grâce à des moyens plus ou moins détournés, dans les asiles publics, au grand ennui des chefs de service qui protestent en vain par la mention consacrée :

« *Ce malade devrait être placé dans un hospice de vieillards.* »

Les familles aisées gardent et soignent ces malades, qui ne sont nullement des aliénés et qu'on ne retrouve pas dans les maisons de santé privées.

Il serait donc équitable de défalquer ces deux catégories de malades pour rendre les statistiques réellement comparables. Malheureusement, il est impossible de déterminer rigoureusement le nombre de malades appartenant aux deux catégories ci-dessus mentionnées, de sorte que nous ne pouvons donner une expression mathématique formelle à la conviction que nous ont inspirée nos recherches.

Pour les malades de la seconde catégorie (infirmes, séniles), nous en avons trouvé 179 (sur notre total de 1037) ayant la mention : « devrait être placé dans un hospice de vieillards. »

Pour les alcooliques et les débiles, il est plus difficile d'évaluer le nombre de ceux qui eussent échappé à l'internement s'ils avaient appartenu à un autre milieu social ; mais on peut le considérer comme égal, *au moins*, au nombre ci-dessus. Ces défalcations faites, nos 1037 malades se trouvent réduits à 670 environ, et la proportion des paralytiques généraux devient *égale* à 30 pour 100.

Nous sommes loin, on le voit, de la tradition qui veut *que les classes élevées de la société fournissent à la paralysie générale son plus fort contingent.*

CHAPITRE II

ÉTIOLOGIE

Nous n'avons aucunement l'intention d'écrire un chapitre complet sur l'étiologie générale de la maladie qui fait l'objet de ce travail.

C'est là un sujet encore plein d'obscurités, où l'on est sans cesse arrêté par de grandes difficultés d'interprétation, et, malgré les efforts de maîtres autorisés pour y introduire la lumière, l'étiologie de la paralysie générale reste le point le plus ignoré de l'histoire d'une maladie qu'il est si difficile de bien connaître.

Nous voulons seulement apporter notre contribution à l'étude de ce difficile problème, en essayant de dégager, le plus clairement possible, les données étiologiques que nous a fournies l'analyse de nos observations.

Influence des grandes villes. — Disons tout d'abord, au point de vue du nombre de nos malades, que l'on se tromperait du tout au tout en supposant qu'il est applicable à la France en général. Nous avons eu affaire à des malades du département de la Seine, y habitant, pour la plupart, depuis plusieurs années, et nos chiffres ne sont probants que pour cette région.

La possibilité de l'entrée de 202 paralytiques généraux dans un seul asile, et dans un laps de temps de treize mois, met vivement en lumière l'influence des grandes villes, et de Paris en particulier, sur l'accroissement de la paralysie générale.

Tous les auteurs ont signalé, dès longtemps, cette influence, et aucune autre capitale ne dispute à Paris la supériorité, en matière de paralysie générale.

Pour prendre un point de comparaison avec la province, nous donnons ici les chiffres que M. le Dr Doutrebente, directeur de l'Asile de Blois, a bien voulu nous communiquer. Sur une population de 500 malades, l'asile de Blois comptait, au 1er janvier 1887, 25 paralytiques généraux hommes, soit 5 0/0. La moyenne des admissions annuelles, tant en hommes qu'en femmes, est de 10 paralytiques généraux.

On voit que la proportion est quatre fois moindre que la nôtre ; sur beaucoup d'autres points de la province, chez les populations véritablement *rurales*, elle serait moindre encore.

Age. — Au point de vue de l'âge, nous ajouterons à ce que nous avons dit plus haut, la répartition exacte de nos malades par période de cinq ans :

avant 25 ans.......	1 cas.
avant 30 ans.......	18 cas.
avant 35 ans.......	38 cas.
avant 40 ans.......	51 cas.
avant 45 ans.......	52 cas.
avant 50 ans.......	19 cas.
avant 55 ans.......	17 cas.
avant 60 ans.......	3 cas.
à 63 ans.......	1 cas.
à 64 ans.......	1 cas.
à 67 ans.......	1 cas.

Il ressort de ce tableau que le plus grand nombre de cas (103) se trouve compris dans la décade de 35 à 45 ans. Ce résultat est conforme à celui qu'indiquent M. Auguste Voisin et MM. Christian et Ritti. — Nous insisterons encore sur le chiffre considérable qui correspond à la période de 25 à 30 ans; on y trouve 18 cas, soit, sur 202, une proportion de près de 9 0/0 (exactement 8,9). Pour cette même période, les cas de M. Christian donnent la proportion de 1,7 0/0; le docteur Vrain, qui a fourni le chiffre le plus élevé, à notre connaissance, arrive exactement à 8 0/0.

Hérédité. — Nous n'avons pu avoir des renseignements sérieux sur les antécédents héréditaires que dans un petit nombre de cas, nous étant appliqué à éliminer tout ce qui n'offrait pas des garanties suffisantes d'exactitude. Après un contrôle aussi sévère qu'il est possible de le faire dans cet ordre de recherches, nous avons cru pouvoir admettre les renseignements recueillis sur 60 de nos malades.

Hérédité congestive. — Le facteur étiologique que nous avons le plus souvent rencontré, est cette hérédité non similaire, que Lunier (1849) et M. Doutrebente (1870) ont bien mise en lumière, sur laquelle MM. Ball et Régis (1883) ont insisté de nouveau, c'est l'hérédité *des tendances congestives ou cérébrales;* elle résulte de congestions diverses, principalement cérébrales, d'attaques d'apoplexie de fréquence et de gravité variables chez les ascendants, et qui semblent entraîner, dans l'évolution cérébrale physiologique des descendants, une déviation telle qu'ils offrent moins de résistance aux diverses causes d'irritation.

En effet, comme l'a établi M. Luys, dans son savant traité, l'anatomie démontre « une sorte d'état préparatoire physiologique, qui peut, incidemment, devenir un « processus pathologique, sous le coup d'une surexcitation « nutritive incidente. » Cette *surexcitation incidente* peut être le résultat de l'hérédité.

Le fait a été mis hors de conteste par M. le professeur Dieulafoy à propos de l'hémorrhagie cérébrale ; il a montré que cette affection « est essentiellement héréditaire, « plus héréditaire même que la phthisie et le cancer » (Dieulafoy, *in Gazette hebdomadaire*, 1876).

D'autre part, les travaux de M. Calmeil (*loc. cit.*), de Weddl (1850), de Marcé et Robin, de M. Magnan (1866-1877), de Lubimoff (1874), de Mierzejewski (*Archiv. de physiologie*, 1875), ayant établi que le processus irritatif de la périencéphalite interstitielle diffuse avait son point de départ dans les capillaires des méninges et de la substance grise des circonvolutions, on voit que l'hérédité dite congestive s'appuie sur des bases anatomiques et physiologiques incontestables.

Elle s'est montrée, *seule*, dans les antécédents héréditaires, 21 fois.

Associée à la vésanie, à l'alcoolisme ou à l'arthritisme des parents, nous l'avons notée 11 fois.

Au total, elle existait dans 32 cas sur 60, soit dans la proportion de 53 pour 100.

Ajoutons, pour y revenir plus longuement dans notre

seconde partie, qu'on la rencontre de préférence chez les plus jeunes paralytiques généraux.

HÉRÉDITÉ VÉSANIQUE. — Dans les premières périodes de son histoire, la paralysie générale avait été considérée comme relevant héréditairement des causes qui entraînent la folie en général. C'était la doctrine de Bayle, de M. Calmeil, de Marcé, de Brierre de Boismont.

Cependant, Morel avait admis que cette affection était très rarement héréditaire; il en faisait le type de la *folie idiopathique.*

L'influence de ce puissant esprit, qui a laissé une si forte empreinte sur la pathologie mentale, attira de nombreuses adhésions à cette manière de voir, et le maître fut bientôt dépassé par les disciples.

Lagardelle (1) ne croit pas « qu'il soit utile d'invoquer « l'hérédité comme ayant joué un rôle actif dans la produc- « tion des lésions de la paralysie générale. »

Frièse (2) fait quelques concessions en disant que : « l'héridité, si communément constatée dans toutes les « aliénations mentales, l'est dans la paralysie générale bien « plus rarement »

Mais, comme les faits étaient nombreux qui démontraient l'influence de prédispositions héréditaires chez les paralytiques généraux, d'autres auteurs, ne contestant plus l'hérédité en général, relèguent dans l'ombre l'hérédité des vésanies et des névroses pour mettre au premier plan

1. Thèse de Paris 1865. *Considérations sur l'étiologie de la paralysie générale progressive.*

2. Thèse de Paris, 1869. *Symptômes et marche de la paralysie générale progressive.*

celle des tendances congestives. La connaissance de cette très réelle influence est due aux travaux d'Aubanel (1), de M. Baillarger (1846), de Lunier (2). M. Doutrebente va plus loin, et dans sa thèse (3), d'ailleurs fort remarquable, « il déclare « que la paralysie générale, survenue chez un « héréditaire aliéné ou prédisposé à l'aliénation mentale, « a été produite par des causes autres que la prédisposi- « tion à prendre la folie, et que, par suite, il faut regarder « ce fait comme une simple coïncidence et non point « comme un rapport de cause à effet. »

Cette exclusion de l'hérédité vésanique, à propos de la paralysie générale, n'a pas rencontré le consentement unanime des aliénistes, et plusieurs l'ont maintenue dans le cadre étiologique de cette maladie. A. Foville pense que cette exclusion constituerait » une exagération évidente et en contradiction avec les faits » (A. Foville, in art. du *Dict. de Jaccoud*). Dans une thèse faite sous l'inspiration de M. J. Falret (4), Lionet reconnaît, à côté des paralysies générales d'*origine individuelle* et d'*origine congestive*, « une pa- « ralysie générale d'*origine vésanique*. » M. Christian, dans le mémoire déjà cité rapporte des cas assez nombreux de folie dans les familles de ses malades, et il en conclut « que la paralysie générale ne diffère pas essentiellement

1. Aubanel. *Ann. méd. psych.* 1843. T. 2. pages 56 et suiv. *Des fausses membranes de l'arachnoïde.*

2. Lunier. *Ann. méd. psych.* 1849. T. 1. *Recherches sur la P. G. progressive.*

3. Doutrebente, Thèse de Paris, 1870 : *Recherches sur la paralysie générale progressive.*

4. Lionet. Thèse de Paris, 1878.

« des autres maladies mentales, et qu'il n'y a pas lieu « d'imaginer pour elle une hérédité spéciale. »

Nos observations nous conduisent à une conclusion analogue, et, tout en conservant le premier rang à l'hérédité congestive, nous pensons que les vésanies et les névroses jouent, dans la production de la paralysie générale, un rôle important, quoique moins prépondérant que dans les autres formes d'aliénation.

Nous avons, en effet, noté la folie chez 18 familles de nos malades sur 60, c'est-à-dire dans le tiers des cas environ (exactement 30 0/0). Ces 18 familles ont fourni 20 aliénés, non compris, bien entendu les paralytiques dont nous nous occupons. *Six fois*, l'hérédité vésanique était *seule* en cause; *six fois*, elle était *associée* à l'hérédité congestive; 3 fois à l'alcoolisme, et 3 fois à la diathèse arthritique. Enfin, dans 3 cas, des *manifestations névropathiques* très nettes constituaient la seule tare connue chez les ascendants.

Hérédité alcoolique. — Dans 7 cas, nous n'avons trouvé d'autre tare héréditaire que l'alcoolisme ou l'ivrognerie des parents ; mais, dans presque tous ces cas, on retrouvait des excès alcooliques dans les antécédents personnels des malades, de telle façon, qu'ici, l'influence de l'hérédité alcoolique nous semblerait avoir agi indirectement sur le développement de la paralysie générale : nos malades avaient hérité de leurs parents la tendance à boire, laquelle les aurait conduits par la voie des excès alcooliques, à la paralysie générale ; on sait, surtout depuis les travaux de M. Magnan, que la paralysie générale peut, en effet, être l'aboutissant de l'alcoolisme chronique (1).

L'alcoolisme figure encore dans plusieurs cas d'hérédité multiple ; quatre fois il a compliqué l'hérédité congestive, et trois fois la vésanique.

L'hérédité alcoolique, souvent considérée comme prépondérante, n'occupe donc que le troisième rang dans nos observations. Ce résultat est d'accord avec ceux qu'indiquent MM. Ball, Christian et d'autres auteurs ; d'accord aussi avec ce fait d'observation que la paralysie générale est très rare en Suède, en Écosse et en Irlande, pays dans lesquels l'alcoolisme est extrêmement répandu.

Dans une brillante et très substantielle leçon, faite en 1887 à la clinique des maladies mentales, et consacrée à l'étiologie de la paralysie générale, notre maître, M. le professeur Ball, a donné à ce sujet un détail typique : le Directeur de l'asile de Dublin lui aurait affirmé ne connaître la paralysie générale que par les descriptions des auteurs puisque, dans une longue carrière, *il avait vu*, tout au plus, *quatre ou cinq paralytiques généraux*.

Hérédité arthritique. — L'arthritisme (asthme, goutte, rhumatisme) est relevé dans dix de nos observations ; six fois, à titre d'antécédent héréditaire unique ; trois fois, associé à la folie ; une fois, à l'hérédité congestive.

Sachant combien les congestions diverses sont habituelles chez les arthritiques, il nous semblerait légitime d'établir un rapprochement entre le mécanisme d'action des hérédités congestive et arthritique.

Ajoutons, pour être complet, que souvent nous avons

1. Magnan ; *Alcoolisme et ses diverses formes*, Paris, 1874.

noté, conformément aux idées exprimées par MM. Ball et Régis, l'âge très avancé des grands-parents et des parents de nos malades ; beaucoup d'octogénaires et de nonagénaires.

Antécédents personnels. — Il est toujours assez difficile de se renseigner exactement sur le passé d'un malade quelconque ; soit dissimulation, soit ignorance, malades et familles ne livrent trop souvent au médecin que des confessions ou incomplètes ou sans portée aucune. Quand il s'agit d'aliénés, surtout de paralytiques généraux, ces difficultés s'aggravent de l'impossibilité de faire fonds, sans les contrôler sévèrement, sur les indications que fournissent les malades. Aussi, avons-nous seulement admis, comme méritant quelque créance, les renseignements qui nous ont été communiqués sur les antécédents personnels de 46 de nos malades.

Les excès alcooliques y occupent la première place ; ils sont notés 35 *fois*.

L'importance de ce résultat est cependant plus apparente que réelle, si l'on tient compte de ce fait que les excès alcooliques sont un symptôme habituel du début de la paralysie générale (1).

Ces excès se retrouvent aussi, très fréquents, chez la plupart des aliénés, quels qu'ils soient, observés dans les asiles de la Seine, ce qui leur enlève une bonne part de leur valeur étiologique par rapport à une forme mentale déterminée. Enfin, si l'on se reporte à ce que nous avons dit plus haut, sur la rareté de la paralysie générale dans

1. Lasègue, Ball, Régis.

les pays où l'alcoolisme atteint son plus grand développement, on comprendra que nous n'attachions pas à cette influence une importance capitale.

Nous avons retrouvé souvent, coexistant avec des excès alcooliques, des excès d'autre nature : excès de travail, fatigues, veilles ; excès vénériens, etc. Notre excellent maître, M. Ball, attire souvent l'attention de ses élèves sur l'influence de cette dernière cause ; pour lui, « ce sont incontestablement les excès vénériens qui favorisent le plus le développement de la paralysie générale » (Ball, ouv. cité, p. 763).

Chez 8 de nos malades, la syphilis a été mise en cause ; mais nous ne pouvons l'affirmer que pour 4 d'entre eux. Dans aucun de ces cas, la syphilis ne nous a paru avoir un rapport de cause à effet avec la paralysie générale ; aussi ne pouvions-nous, sans sortir de notre sujet, soulever même ce difficile problème dont la solution, proposée par l'Académie de médecine, n'a pas encore été tentée.

Insolation. — L'insolation a souvent été incriminée comme cause de l'aliénation mentale en général, mais les observations concluantes n'en sont pas très nombreuses.

Un bon travail sur ce sujet a été publié en Angleterre par M. Skae ; sous le nom de *folie traumatique*, cet auteur étudie des cas de folie causée par l'insolation ou par des violences sur le crâne (1).

On trouve un bon résumé de la question dans la thèse de Dony (2).

1. F. Skae, *Edimburg medical journal* ; février 1866.
2. *Folie consécutive à l'insolation* ; Paris, 1881.

Chez deux de nos malades, nous avons noté l'insolation Mais, dans un cas seulement, elle semble être en rappor avec le développement de la maladie (Observ. 8.) Il est vrai qu'il y a aussi, dans ce cas, de l'hérédité vésanique et de la syphilis, de sorte que l'influence de l'insolation reste très problématique.

Un traumatisme crânien semble avoir été, une fois, le point de départ des accidents. Cette influence, admise par a plupart des auteurs, notamment par Lasègue, par M. Baillarger, par M. le professeur Ball, a été très complètement étudiée dans la remarquable thèse de notre maître M. le Dr Vallon (1). Notre cas peut se rapprocher des siens.

Quant aux causes morales, revers de fortune, ambition déçue, chagrins divers, etc. ; nous n'en dirons rien, par la raison qu'elles occupent une place des plus minimes dans nos observations ; c'est à peine si nous avons relevé, cinq à six fois, des pertes d'argent ou de situation ayant affligé les malades à des époques plus ou moins éloignées.

Et, même dans ces cas, nous avons toujours trouvé des conditions héréditaires ou physiques qui nous ont paru avoir joué un rôle plus efficace.

Résumé. — Après avoir analysé, aussi exactement que possible, les influences héréditaires ou personnelles que nous a révélées l'examen attentif de nos malades, il nous reste à aborder la partie la plus difficile du pro-

1. Paris, 1882. *Paralysie générale et traumatisme dans leurs rapports réciproques.*

blème étiologique ; les données en étant établies, il nous faut trouver, chercher tout au moins, la solution.

Ici, on nous permettra d'invoquer notre trop jeune expérience comme excuse des résultats, certainement insuffisants, auxquels nous sommes arrivé. Dans une question qui divise encore les maîtres, il sera permis à un modeste élève de présenter ses conclusions comme applicables seulement aux cas étudiés par lui, et non pas à titre de lois générales et formelles.

Posons, une fois pour toutes, et comme condition nécessaire au développement de la paralysie générale, ce quelque chose d'indéterminé, d'inconnu plutôt et d'insaisissable, que l'on rencontre à propos de toutes les maladies, quelles qu'elles soient, la *prédisposition*. Il est certain que bien des gens ont de l'hérédité congestive, vésanique ou alcoolique, se livrent à tous les excès, sans devenir pour cela paralytiques généraux ; de même que sur la quantité de ceux qui s'exposent à des courants d'air, un petit nombre seulement contractent des pneumonies ou des pleurésies.

Mais, ceci dit, passons rapidement à l'examen de causes moins mystérieuses, par crainte de nous payer de mots et de nous abandonner à un scepticisme étiologique, commode à coup sûr, mais néfaste pour les malades et pour les intérêts de la science.

L'hérédité joue, croyons-nous, un rôle *préparatoire*, prédisposant, pour employer le terme consacré, tout à fait indéniable. Elle imprime aux éléments cérébraux une modalité fonctionnelle de telle nature que ceux-ci réagiront d'une façon toute particulière et anormale dans des conditions où un cerveau *non préparé* ne serait que peu ou pas influencé. La forme héréditaire la plus active serait l'hérédité des *tendances congestives* à laquelle nous réunirions volontiers la *diathèse arthritique*.

Puis viendraient l'*hérédité vésanique et nerveuse*.

En troisième lieu, l'*hérédité alcoolique*.

L'hérédité, à elle seule, peut entraîner le développement de la maladie, par les troubles qu'elle est susceptible d'apporter dans l'évolution physiologique. Mais, le plus souvent, à son influence, vient s'ajouter celle des *causes* dites *déterminantes*.

Sauf, peut être, les cas de traumatisme crânien, aucune de ces causes n'agit seule, au moins dans l'immense majorité des cas.

On retrouve, le plus souvent, l'influence *complexe des excès de toute sorte* : excès de travail, physique ou intellectuel ; excès de plaisir : jeu, femmes, boissons ; excès de table ; excès de veilles, etc. ; aux excès se joint l'action déprimante de conditions hygiéniques déplorables. Ceci explique très bien la fréquence de la paralysie générale dans les grandes villes, fréquence considérable et dans les classes élevées et dans les classes ouvrières, lesquelles se surmènent de façons très diverses pour aboutir au même résultat.

De même se trouve expliquée la rareté incontestable de la paralysie générale parmi les populations rurales, beaucoup plus sobres à tous les points de vue, et qui, au moins, atténuent les effets fâcheux des excès auxquels elles peuvent s'abandonner par l'influence salutaire d'une atmosphère qui n'est pas viciée et d'une hygiène mieux entendue.

Enfin, on a aussi la raison de ce fait, signalé par tous les auteurs, mais dont on n'a peut être pas bien remarqué toute l'importance au point de vue qui nous occupe en ce moment, à savoir que la paralysie générale, exceptionnelle chez les femmes de la bourgeoisie et des classes élevées, n'est pas rare et augmente sans cesse de nombre chez les ouvrières des grandes villes et chez les prostituées, c'est-à-dire précisément chez les femmes qui boivent, qui travaillent trop et dans des milieux malsains; qui font des excès de plaisir, de veilles, de table, etc.

Il serait difficile d'invoquer ici un surmenage *intellectuel;* quant au surmenage *cérébral* résultant de soucis, de chagrins, de préoccupations d'intérêt ou d'ambition, il existe bien plus fréquent dans la bourgeoisie et les classes élevées, où l'existence est infiniment plus *compliquée;* et cependant, la paralysie générale y est presque inconnue chez les femmes.

S'il fallait formuler notre manière de voir, nous dirions que la paralysie générale résulte, chez des sujets *presque toujours héréditairement prédisposés*, non pas du surmenage intellectuel, non pas même du surmenage cérébral, mais du *surmenage en général.*

Nous ne prétendons nullement soutenir que les travaux intellectuels exagérés, que les soucis et les chagrins prolongés n'ont aucune influence sur le développement de la paralysie générale ; ce serait une exagération à rebours. Nous voulons seulement établir, en nous appuyant sur tout ce qui précède, que ces causes n'ont pas une efficacité particulière, et que l'on arrive à la paralysie générale tout aussi vite, tout aussi sûrement, par d'autres voies : Comme l'a très clairement dit notre éminent maître : « Tous les « genres de fatigue et d'affaiblissement peuvent détermi- « ner l'explosion de la paralysie générale (1). »

1. B. Ball. *loc. cit.* page 702.

DEUXIÈME PARTIE

CHAPITRE PREMIER

PARALYSIE GÉNÉRALE PRÉCOCE

Parmi nos observations de paralysie générale dont le début est antérieur à la 30e année, nous avons transcrit ici les plus intéressantes. Elles sont au nombre de 10. L'un des malades a été frappé vers l'âge de 22 ans. (Obs. I).

Nous avons suffisamment insisté plus haut sur la rareté de ces faits ; nous n'y reviendrons pas.

L'influence de l'hérédité, qui se retrouve chez la plupart de ces malades et qui affecte surtout la forme congestive, nous semble donner la raison de cette invasion précoce de la maladie. Il s'est vraisemblablement produit là ce qui est la règle dans la plupart des diathèses ; pour prendre un exemple, l'on sait que chez les tuberculeux ou chez les goutteux héréditaires, l'affection apparaît généralement de bonne heure.

Il est vrai que, dans plusieurs cas, des causes toutes personnelles sont venues ajouter leur part d'influence à celle de l'hérédité : excès alcooliques, excès de travail, au moins dans un cas ; syphilis, insolation.

Aussi, nous rangeons-nous pleinement à l'opinion de Régis et de Vrain (1) à savoir que, dans les cas de paralysie générale précoce, les conditions étiologiques se retrouvent avec plus d'évidence.

Un dernier point à relever, chez nos jeunes malades, et qui vient corroborer la remarque faite par Vrain, c'est la forme revêtue par la maladie : les formes démentielles et dépressives prédominent notablement; les deux tiers de ces malades sont entrés dans la paralysie générale par la démence paralytique primitive.

La lecture de ces observations montre qu'il n'y a dans l'espèce, aucun rapport appréciable entre la nature de hérédité et la physionomie du délire.

1. *Loc. cit.*

OBSERVATIONS.

Observation I

P... Eugène, fleuriste, arrive de Sainte-Anne, le 1er juin 1887, avec un certificat de M. Magnan portant.

« Léger affaiblissement intellectuel avec préoccupations « hypochondriaques ; incapacité de se diriger et de pourvoir « à ses besoins. Faiblesse musculaire. »

Le certificat de l'Asile, plus explicite, est ainsi conçu :

« Paralysie générale ; affaiblissement intellectuel. Confusion « dans les idées. Tremblement fibrillaire de la langue et des « lèvres. Pupille droite plus large. »

Il est d'ailleurs confirmé par le certificat de quinzaine.

« 16 juin 1887. »

« Paralysie générale. *Faiblesse musculaire. Gâtisme.* »

Antécédents héréditaires. — Le grand père paternel est mort à 93 ans.

La *grand'mère paternelle* est morte avant 50 ans, *paralysée.*

Le *père* est mort à 50 ans ; il était *hémiplégique* du côté gauche depuis 9 ans environ.

Deux tantes paternelles sont *paralysées des jambes.*

Rien à noter du côté *maternel.*

Deux frères, plus jeunes que le malade, sont bien portants.

Antécédents personnels. — P... est né au mois de décembre 1863. Vers l'âge de 10 ans, il aurait eu « une maladie noire » qui a duré un mois environ. Pendant ce laps de temps, l'enfant refusait de jouer, il ne parlait pas.

D'assez bonne heure, il avait contracté des habitudes de masturbation qui n'ont, d'ailleurs, pas cessé. On nous dit qu'il ne voyait pas de femmes, au moins d'une façon habituelle.

Il y a environ 18 mois (P... avait alors 22 ans), sa mémoire a baissé ; il est devenu malhabile, et, depuis l'été de 1886, il est tout à fait incapable de travailler.

Pendant la période où nous l'avons observé, P... en dehors des phénomènes signalés dans les certificats ci-dessus, n'a rien présenté de saillant. La dominante de son état mental était un *affaiblissement considérable* des facultés ; P... dit avoir 26 *ans* et *être né en* 1863 ; il se trompe sur son métier, sur son lieu de naissance. Il n'y a jamais eu de délire à proprement parler. Les idées hypochondriaques, avaient disparu pour faire place à un état de *satisfaction tranquille*, étendu à tous les détails de l'existence dans l'asile. La confusion des idées est extrême, c'est la démence complète.

Au point de vue somatique, nous avons noté une diminution légère des forces ; surtout de la maladresse dans les mouvements les plus habituels ; dans les derniers temps (déc. 87), P.... prend, lorsqu'il est debout, une attitude très fréquente chez les paralytiques généraux arrivés à une période avancée de leur maladie ; les bras sont rapprochés du corps ; les mains, le plus souvent réunies en avant, le buste assez fortement incliné à gauche. En marchant, le malade lance ses jambes en avant, un peu comme les ataxiques.

Cependant, le gâtisme signalé dans les premiers jours a presque disparu ; le malade s'oublie seulement de temps à autre.

Le tremblement fibrillaire de la langue et des muscles de la face est très accentué ; il est sensible aussi aux membres, plus particulièrement aux membres supérieurs.

L'embarras de la parole est très considérable.

L'inégalité pupillaire a varié; c'est maintenant la pupille *gauche* qui est un peu plus large.

Mars 1888. — Incohérence absolue. Affaiblissement musculaire croissant. Gâtisme.

Observation II

M..., Joseph, camionneur, est âgé de 26 ans quand il arrive à l'Asile.

Tous les certificats le déclarent atteint de paralysie générale.

Les antécédents héréditaires sont incomplétement connus, mais ce que l'on en sait est important.

Le *grand-père paternel* est mort à 81 ans.

La grand'mère paternelle est morte à 72 ans ; l'un et l'autre de maladie inconnue.

Le père était *très buveur ;* il s'est *suicidé par immersion.*

Un *frère* du malade, mais d'une autre mère est *hémiplégique gauche.*

Les renseignements sur le passé de M... et sur le début de sa maladie font complétement défaut. On est autorisé, par l'affaiblissement considérable des facultés intellectuelles, par la perte presque absolue de la mémoire, enfin par l'intensité des troubles du langage, à croire que la maladie date de plusieurs mois.

Progressivement, la démence paralytique s'accentue, sans que l'on puisse noter une modification ou un incident appréciables. L'apathie est complète, il y a une indifférence absolue, plutôt que de la satisfaction morbide.

L'état physique est assez satisfaisant ; les forces sont diminuées d'une façon générale, mais M.... s'alimente bien et il ne gâte pas.

Observation III

F.... Charles, âgé de 29 ans, marié, exerçant la profession de brossier, est envoyé à Sainte-Anne le 7 juin 1887, avec un certificat médical mentionnant des « *troubles cérébraux* de « *nature grave : depuis 2 ans*, le malade serait *sombre et* « *taciturne*, avec des *périodes d'excitation et de dépression ;* « il aurait la *monomanie des grandeurs.* »

« Il y a 6 jours, il a été pris de crises aiguës avec concep- « tions délirantes, craintes imaginaires ; *il a voulu se préci-* « *piter dans le canal.* »

A l'admission, M. Magnan le déclare « atteint de para- « lysie générale avec hallucinations pénibles, excitation, insomnie, excès probables de boissons. »

Le certificat rédigé par M. Vallon à l'entrée du malade à l'asile est plus explicite, et porte :

« 18 juin 1887 »

« Paralysie générale. Affaiblissement intellectuel. Confu- « sion extrême dans les idées. Faiblesse musculaire. Embar- « ras de la parole. Pupille droite plus large. »

Antécédents héréditaires. — *Grands-parents* morts très-âgés. — *Père*, 63 ans ; *hémiplégique* depuis l'âge de 35 ans.

Mère, 56 ans ; *cardiaque*.

Un frère de la mère est également *cardiaque*.

4 *frères* du malade, bien portants.

Sœur de 25 ans, *imbécile* ; a *des attaques de nerfs* de nature indéterminée.

Le malade a 2 petits garçons bien portants.

F...... a été *choréique* jusqu'à l'âge de 11 ans ; cette chorée était sans doute une manifestation de la tare rhumastismale qui a déterminé des accidents cardiaques chez la mère et chez un oncle maternel du malade.

D'après nos renseignements, F..... aurait toujours été sobre.

Sa maladie a débuté en 1885, il avait alors 27 ans. Jusqu'alors très gai, très bien portant, F..... n'avait pas de travail à cette époque. Il s'en est affecté beaucoup ; il est devenu triste, affaissé. Il se tenait le plus souvent dans un coin, sans parler. En août 1885, il a fait ses 28 jours, et il est revenu plus malade.

La situation est restée à peu près la même jusqu'en juin 1887, époque où ont éclaté des crises épileptiformes, accompagnées d'excitation et de conceptions délirantes ambitieuses. C'est un médecin qui a conseillé le placement.

Pendant les 2 mois qu'il a passés à l'asile (il en est sorti le 19 août), son état n'a pas subi de modification appréciable. Le délire était très effacé, l'affaiblissement intellectuel considédérable.

A aucun moment, on n'a noté de conceptions véritablement ambitieuses.

Il était placé volontairement, et on a dû le rendre à sa famille qui le réclamait avec insistance.

Observation IV

B..., Henri, célibataire, âgé de 28 ans, briquetier, entré à l'asile le 3 janvier 1887.

Les certificats de M. P. Garnier et de M. Magnan mentionnent une paralysie générale.

Les certificats de M. Vallon sont semblables.

Antécédents héréditaires. — A ce point de vue, nous savons peu de chose :

Rien sur les *grands-parents.*

Le *père* a 63 ans, il *boit* un peu.

La *mère* a 56 ans, elle est bien portante,

Au point de vue pathologique, rien à noter dans le passé de B...

Il a toujours été *rageur*, dès l'enfance; turbulent, indiscipliné. Il s'est mis à boire assez jeune, avant son service militaire.

Au régiment, il déserte après 3 mois de présence. Il est repris et envoyé en Afrique, aux compagnies de discipline. Là, il boit beaucoup.

Quand il revient dans sa famille, on s'aperçoit que son intelligence avait notablement baissé, sa mémoire était très affaiblie. Il s'égarait quand on l'envoyait faire des courses. A son travail, « si on lui demandait des briques, « il apportait du mortier » ; enfin « il semblait idiot » nous dit sa mère.

Il s'égarait dans les rues, et il a fini par être arrêté dans un urinoir qu'il s'occupait à laver.

Il est visiblement dément, n'a plus de mémoire : il demande

si sa nièce (qui a 4 ans) est mariée. L'embarras de la parole est extrême ; les pupilles sont inégales.

Agité dans les premiers jours, B... ne tarde pas à s'affaiblir ; il décline rapidement et meurt dans le marasme paralytique le 28 février, sept semaines après son arrivée.

L'autopsie n'a pu être faite.

Observation V

B..., coiffeur, âgé de 29 ans, entre le 2 embre 1886.

Tous les certificats mentionnent la paralysie générale.

Antécédents héréditaires. — Le *père* vit, il a 65 ans ; il *boit un peu.*

Une *tante paternelle* est morte à Charenton ; elle avait des *idées de richesse.*

La *mère* a 56 ans ; elle est bien portante.

Trois frères et *une sœur*, tous un peu *bizarres.*

Un des frères est *très émotif ;* pour une contrariété, il s'est un jour tiré un coup de revolver.

B.. avait habituellement une bonne santé, mais il buvait : de l'absinthe, du vin. Après boire il était brutal envers sa femme.

Il y a un an environ, avait eu des chagrins ; c'est alors qu'il commence à donner des signes d'aliénation.

Arrêté sur la voie publique, où il faisait scandale, il entre à Sainte-Anne le 12 février 1886.

Nous n'avons pu être renseigné sur les symptômes qu'il avait présentés à ce moment.

Il reste 3 mois à Sainte-Anne, et reprend son travail à la sortie ; il fait ses 28 jours en août et septembre 1886.

Il continuait à boire comme précédemment. Au commencement de décembre, éclate un accès *d'alcoolisme subaigu*, avec terreurs nocturnes, hallucinations de la vue, agitation, quelques idées hypochondriaques absurdes : il disait qu'on lui avait changé la langue. C'est alors qu'on l'interne pour la seconde fois.

B... se calme très vite à l'asile ; il est très doux, très tranquille, un peu triste ; il travaille pendant les premiers mois.

Il ne délire pas, mais son intelligence est un peu affaiblie.

Le trouble de la parole et l'inégalité pupillaire persistent.

Au mois d'août, il se produit un changement complet dans son attitude ; il ne travaille plus, il s'excite, devient violent, insolent. A l'heure de la visite, il nous injurie. Sa physionomie a pris une expression de dureté, de méchanceté qui contraste vivement avec son air doux des premiers temps.

Octobre. — Même apparence. B..., est agité, violent, grossier ; il a l'air mauvais.

Novembre. — B... est plus calme ; il ne dit plus d'insolences, au moins en notre présence. Cependant, quand on n'a pas l'air de le regarder, il se met parfois à proférer des injures, des menaces adressées on ne sait à qui.

8 décembre. — B... dit avoir 17 ans, il va tirer au sort. Aucune apparence d'idées ambitieuses ; il dit qu'il voudrait bien retourner chez sa mère. Affaiblissement de la mémoire et de l'intelligence.

Etat physique bon.

Embarras considérable de la parole. Pupille gauche plus large.

B .. est beaucoup moins violent ; parfois il a l'air morose, grognon.

1888. — Alternatives de calme et d'excitation.
Affaiblissement graduel.

Observation VI

H..., Alexandre, âgé de 29 ans, pianiste, marié, entre le 23 décembre 1888, avec deux certificats, signés Legroux et Magnan, affirmant la paralysie générale. Le certificat d'entrée, conforme aux deux autres, porte : « Paralysie générale avec « idées de satisfaction. Tremblement fibrillaire de la langue. « Embarras de la parole. Pupille droite plus large. » Signé : Dr Vallon.

Nous n'avons aucun renseignement tant sur les antécédents héréditaires que sur le passé du malade.

H..., est toujours souriant, affable, très prodigue de poignées de main. Il parle sans cesse de sa « petite famille, » de sa tante, vieille fille qui vient le voir de temps à autre. Quoique satisfait, il regrette son « petit intérieur. »

Comme il a une voix et des manières efféminées, les autres malades se moquent de lui : on veut le faire passer pour une femme ; on l'appelle Thérésa, Louise-Michel. Alors, il se met en colère, il pleure en disant qu'on l'insulte.

Se console d'ailleurs très vite, et se remet à parler en souriant de ses « petites affaires. »

Pas d'idées ambitieuses, seulement une satisfaction générale pour ce qui est de sa personne et de ceux qui lui tiennent de près.

Il demande assez souvent sa sortie, mais d'une façon particulière ; il déclare, avec un entêtement doux, qu'il sortira « la semaine prochaine, » et il écrit à sa famille de venir pour l'emmener.

« Sa femme est très gentille, excellente mère de famille au-
« tant qu'il est lui-même bon père. Serait mieux dans sa petite
« famille qu'ici ; il attend, pour sortir, la visite de sa bonne
« tante, etc... »

L'état physique est bon.

Pas de modification appréciable par la suite, sauf que H..., demande de moins en moins sa sortie ; son intelligence baisse de plus en plus.

En septembre 1887, on note : H..., dit s'ennuyer un peu parce qu'on l'insulte ; sans quoi, il serait très bien ici. Il ne s'occupe que de minuties ; affaiblissement intellectuel très notable.

Embarras de la parole, tremblement de la langue ; pupille droite plus large. H..., engraisse.

Novembre. — Se plaint toujours d'injures que lui adressent les autres malades ; on le prend pour une femme, on l'appelle *putain ;* il se fâche, proteste de sa virilité, offre d'en faire la preuve.

Même état physique satisfaisant.

Observation VII

D..., Charles, âgé de 32 ans, marié, employé de bureau, est envoyé à l'asile, le 19 janvier 1887, pour une paralysie générale, certifiée par les Drs Garnier et Magnan.

Les certificats immédiat et de quinzaine du chef de service sont identiques sur le diagnostic.

Voici renseignements qui nous ont élesté fournis :

Antécédents héréditaires. — *Grand'mère maternelle* morte à 80 ans environ ; elle était devenue *démente* après des attaques de *paralysie*.

La *mère* est morte d'une *attaque* en deux jours, à 49 ans.

Père buveur.

Antécédents personnels. — D... avait des habitudes alcooliques anciennes, datant d'avant son mariage; il avait commencé à boire, vers l'âge de 16 ans, de l'alcool, de l'absinthe. Depuis son mariage, qui remonte à quatre ans, il buvait moins.

Au point de vue pathologique, rien à noter avant ces dernières années.

Il y a quatre ans, la première année de son mariage, D... a beaucoup souffert de violentes céphalalgies, pendant un mois environ ; au dire de sa femme, il se serait ensuite bien rétabli. Mais, deux ans plus tard, il est devenu triste, il pleurait sans motif. Indifférent aux choses importantes, il avait souvent des impatiences à propos de minuties ; il s'irritait facilement, tandis qu'avant il était fort doux.

On s'aperçut que son intelligence baissait, parce qu'il avait des distractions bizarres, « il n'était jamais à la conversation ; » il commençait à divaguer, s'acquittait mal de ses fonctions. Il répétait souvent qu'il *n'était pas né pour travailler ;* c'est la seule trace de délire ambitieux qu'il ait présentée jusqu'à l'accident qui a précédé son internement de quelques jours.

A son bureau, il fut pris d'une attaque apoplectiforme ; pâleur de la face, impossibilité de rester debout, paralysie de la langue ; mais pas de perte de connaissance. Cette crise fut suivie d'excitation et de délire ambitieux.

Les premiers jours de son arrivée à l'asile, il se disait riche, général, etc.

L'embarras de la parole était caractéristique ; il y avait du tremblement fibrillaire de la langue et des lèvres, de l'inégalité pupillaire.

L'excitation ne tarda pas à disparaître, pour faire place à un optimisme morbide très paisible. L'intelligence baissait sensiblement.

Le trouble du langage devint tel qu'au mois de juin on note : « le malade est tout à fait incompréhensible ; sa parole n'est « plus qu'un marmottement. »

Cependant, en août et septembre, il s'est produit une légère amélioration, et la parole, quoique très embarrassée, est à peu près intelligible. D..., parle d'ailleurs fort peu, et seulement quand on l'interroge. Il est toujours fort tranquille.

Son intelligence est complètement obnubilée; la mémoire très-amoindrie. C'est la démence, avec satisfaction béate.

Les forces musculaires sont diminuées ; les sphincters sont atteints, le malade gâte depuis le mois d'octobre. Cependant, il n'est pas alité.

Observation VIII

J..., Alphonse, âgé de 31 ans, sculpteur, marié, entre à l'asile, le 7 janvier 1887 pour une paralysie générale, certifiée par M. le docteur Magnan.

Les certificats immédiats et de quinzaine confirment le diagnostic.

Les *antécédents héréditaires*, assez complexes, indiquent une tare nerveuse.

Côté maternel. — Le *grand-père* du malade *a* 95 *ans* et se porte fort bien ; mais il aurait été *paralysé à l'âge de* 32 ans, *pendant* 4 ans (?).

La grand'mère est morte à 80 ans.

Un grand-oncle est mort *aliéné*.

La *mère* est morte à 66 ans, d'une tumeur cancéreuse de l'épaule.

Côté paternel. — Le père a 72 ans ; il est arthritique.

Une *tante* est morte *folle*.

Le malade a 5 frères et 5 sœurs, tous bien portants.

Un *neveu* est *choréique*.

La maladie actuelle semble avoir débuté en juillet 1884. J..., avait alors un peu moins de 29 ans, il faisait ses 28 jours et il a été frappé d'*une insolation*.

Depuis, « il n'a plus été le même, » nous dit sa femme. Il ne travaillait plus aussi bien, il avait des distractions inexplicables, sa mémoire diminuait sensiblement.

Des *accidents congestifs* se sont produits encore à deux reprises : la première fois, J..., était à son travail, quand il fut pris de céphalalgie, de vomissements, de vertiges, et enfin de perte de connaissance. On l'a transporté à son domicile où il s'est remis assez vite.

La seconde fois, il est tombé dans la rue, après un étourdissement, et il est resté 2 heures sans connaissance (décembre 1885). Puis, il a été malade pendant 2 mois.

De ce dernier accident date l'*embarras de la parole*. Insensiblement, J... est devenu malhabile, son intelligence s'est affaiblie de plus en plus, en même temps que diminuaient ses forces. Il est entré à la Pitié, d'où on l'a envoyé à Sainte-Anne, puis dans le service de M. Vallon, à Villejuif.

Dès le premier jour, il s'est alité; il était gâteux. L'affaiblissement intellectuel était extrême, l'incohérence absolue, le trouble de la parole très considérable, de telle sorte qu'on ne pouvait apprécier exactement la nature des conceptions délirantes. Cependant, on reconnaissait, par intervalles, des idées de richesse. Il était d'ailleurs impossible de fixer l'attention du malade. J... présentait, à un haut degré, cette turbulence si fréquente chez les déments paralytiques : il s'agitait sans cesse dans son lit, dérangeant ses couvertures, barbottant dans ses matières fécales. Il mangeait avec gloutonnerie, et semblait d'ailleurs, parfaitement heureux.

Cet état s'est prolongé avec monotonie, mais en s'aggravant jusqu'au 18 mars 1887, jour où le malade s'est éteint dans le marasme.

L'autopsie n'a pu être faite.

Observation IX

M... Achille, agé de 30 ans, marinier.

Rien à noter dans les *antécédents héréditaires*.

M... avait toujours eu une bonne santé. Le premier symptôme de la maladie actuelle qui ait frappé l'entourage du malade, c'est l'*hésitation de la parole*, devenue appréciable il y a 4 à 5 mois. Peu après, il entre à Saint-Louis pour une éruption cutanée, accompagnée de maux de gorge, de la chute des cheveux. A Saint-Louis, on le reconnait aliéné et on l'envoie à Saint-Anne, où M. Magnan le déclare atteint de « paralysie générale avec idées incohérentes de satisfaction. Hésitation de la parole. Inégalité pupillaire (22 mars 1887). »

Le certificat immédiat de M. Vallon (23 mars), ne diffère du précédent que par la mention « *pupilles égales.* »

M... a une légère adénite cervicale, ce qui, joint aux phénomènes qui avaient déterminé son admission à Saint-Louis (éruption cutanée, maux de gorge, alopécie), rend très plausible l'hypothèse de la syphilis. Il est, du reste, absolument impossible d'obtenir le moindre renseignement du malade.

On ne peut davantage se rendre un compte exact de la nature de ses conceptions, tant l'affaiblissement intellectuel et l'incohérence sont extrêmes. Il paraît satisfait.

Réclamé par sa famille, M.., quitte l'asile le 12 mai; nous ne savons ce qu'il est devenu.

Observation X

L..., Albert, entre le 20 mai 1887, il a 31 ans, et il est employé dans les bureaux des Chemins de fer de l'Etat.

Il est certifié paralytique général par MM. Legras et Magnan.

Le certificat d'entrée, ainsi que le certificat de quinzaine sont conformes aux précédents.

Les antécédents héréditaires n'offrent qu'une particularité.

Le *père* de L... est mort à 64 ans, *subitement*.

Sa mère est bien portante.

On ne sait rien sur les grands parents.

Deux frères sont morts, l'un de fièvre typhoïde, l'autre de la rougeole.

Antécédents personnels. — On y trouve une fièvre typhoïde dont L... a été atteint à l'âge de 22 ans.

Marié plus tard, il a beaucoup souffert de l'inconduite de sa femme.

A son bureau, il a toujours travaillé beaucoup; ses chefs reconnaissent qu'il faisait la *besogne de deux employés*.

Il y a un peu plus d'un an que l'on s'est aperçu d'un changement chez L... On remarqua d'abord des irrégularités, puis des erreurs dans son travail ; il avait beaucoup de peine à faire ses chiffres.

Un peu plus tard, l'affaiblissement intellectuel devint évident pour l'entourage du malade, il commençait à divaguer. Son état s'aggrave rapidement et, probablement sous l'influence de quelques excès de boissons, L..., s'excite ; si bien, qu'il faut le faire séquestrer.

Quand nous le voyons, il est encore excité ; il présente un tremblement très accusé des muscles de la face et de la langue, moins intense sur les membres. Le trouble du langage est considérable, les pupilles sont inégales. Les conceptions sont aussi absurdes qu'ambitieuses ; L... dit pouvoir ressusciter sa femme avec un mélange de cervelle et d'huile. Il a trouvé un chemin de fer pour traverser la terre, etc.

Le calme se produit au bout de quelques jours, mais les troubles profonds de l'intelligence ne s'amendent pas ; la mémoire et les facultés en général restent fort amoindries ; l'embarras de la parole tend à s'accroître.

Depuis, il n'y a pas eu de modification. L'état physique s'est maintenu dans des conditions satifaisantes.

Septembre. — L... demande souvent sa sortie. Projets incompréhensibles, incohérence.

20 novembre. — Il veut sortir *tout de suite*.

9 décembre. — Il a fait ressusciter son père et sa mère, mais il n'était pas présent à la scène.

Incohérence, extrême mobilité des idées.

Pupille gauche plus large.

Depuis, affaissement progressif.

CHAPITRE II

PARALYSIE GÉNÉRALE TARDIVE

Nous donnons 5 observations de paralysie générale ayant débuté après 55 ans ; deux ont apparu à 64 et à 67 ans Quatre sont complétées par l'autopsie.

Au point de vue étiologique, nous relevons dans deux cas, les seuls où nous ayons pu avoir des renseignements, une hérédité très chargée, à la fois vésanique et congestive (Obs. XI et XIII).

L'observation XV est intéressante par la durée des phénomènes d'hémiplégie qui ont fait maintenir jusqu'à la fin le diagnostic erroné de lésion circonscrite. Cette observation a été reproduite, à un autre point de vue, dans l'excellente thèse de mon ami le Dr Klein, qui avait observé le malade jusqu'au 1er janvier 1888 (1).

Nous n'avons voulu rapporter que des observations personnelles, nous contentant d'indiquer les faits de même nature que nous connaissons dans les auteurs. On trouvera dans les *Annales médico-psychologiques* (2) deux cas de paralysie générale chez des hommes de 57 ans et de 72 ans ; tous deux, avec autopsie ; ils appartiennent au Dr Ph. Rey.

Dans le « journal of mental science », année 1876, deux

1. Klein. *Du délire des grandeurs*, thèse de Paris, 1888.
2. 1882. 6e série, T. 8, page 59 et page 70.

autres cas avec autopsie : l'un est dû à Wiglesworth ; il est relatif à un homme de 63 ans, l'autre, de Savage, concerne un homme de 62 ans.

Enfin, la thèse récente de Marteret (1) renferme une observation personnelle de paralysie générale observée chez un homme de 67 ans, mais dont le début remontait à 4 ou 5 ans.

Observation XI

D.... Edouard, marié, âgé de 67 *ans*, entre à l'Asile de Villejuif le 25 octobre 1887.

Le diagnostic *paralysie générale*, porté par M. Magnan, est confirmé par M. Vallon.

Antécédents héréditaires — *Père suicidé* par arme à feu.

Mère morte à 75 ans, dans *une maison de santé* où elle était entrée pour : « agitation maniaque avec loquacité incohé« rente, désordre des actes, affaiblissement intellectuel évi« dent. » Elle est morte d'*accidents apoplectiformes*.

Un *frère* mort *aliéné* à l'asile de Clermont.

Deux sœurs disparues.

Un *fils*, artiste dramatique.

Antécédents personnels. — D.... intelligent, imaginatif, a eu une jeunesse dissipée et romanesque. Marié assez jeune à une femme beaucoup plus riche que lui, mais très positive et acariâtre, il ne peut vivre en bonne intelligence avec elle. Il a des maîtresses et dissipe la dot de sa femme. Une séparation

1. Marteret. *Contribution à l'étude de la paralysie générale à début tardif*; Paris, 1888.

devient nécessaire. D.... avait alors 19 ans. A dater de cette époque, il se livre à toute sorte d'excès.

Il est difficile de savoir à quel moment précis ont débuté les troubles intellectuels. Ils deviennent brusquement évidents en septembre 1887 : D.... quitte un jour, sans prévenir personne, le domicile qu'il occupait à Paris avec son fils, se rend à Dammartin, mande son fils par dépêche, et, sans attendre son arrivée, retourne à Paris. Arrêté sur la voie publique où il faisait scandale, il est conduit à l'Hôtel-Dieu, de là à Sainte-Anne, enfin à Villejuif.

Tremblement des muscles de la face, de la langue ; embarras de la parole, inégalité pupillaire, affaiblissement musculaire ; — délire ambitieux et absurde, incohérence, émotivité morbide ; le tableau est complet. Il est colonel de cuirassiers, de dragons, « de ce que vous voudrez » ; il a 75.000 fr. à dépenser par jour ; on va le nommer général et président de la République, etc. Mémoire très amoindrie : D.... croit être dans les hôpitaux depuis plusieurs mois, alors qu'il y est entré depuis 10 jours à peine ; quand on lui demande le nom de son bâtonnier, il nomme Falateuf, Berryer.

Les forces déclinent rapidement, l'état général devient mauvais. D.... s'alimente avec difficulté, il gâte et maigrit. Les idées délirantes persistent. Eschare au sacrum ; mort le 25 novembre.

A l'autopsie, on trouve l'arachnoïde et la pie-mère très épaissies, opalescentes, surtout au niveau des lobes frontaux.

Artères très légèrement athéromateuses.

La pie-mère, incisée, laisse écouler une grande quantité de liquide. En *aucun point*, elle n'*adhère* à la *substance cérébrale*. La couche corticale est ramollie et congestionnée dans la région frontale La substance blanche présente un pointillé hémorrhagique. *Œdème ventriculaire très marqué ;* épaississement de l'épendyme, mais *sans granulations*. Mêmes lésions sur le cervelet.

L'autopsie ne nous a pas révélé ici les lésions considérées par beaucoup d'auteurs comme pathognomoniques de la paralysie générale, c'est-à-dire les adhérences des méninges à la substance cérébrale. Mais, d'une part, le tableau clinique a été net au point d'imposer le diagnostic à deux aliénistes d'une haute compétence ; d'autre part, nous avons trouvé les altérations qui avaient attiré le plus l'attention des premiers observateurs : *méningite chronique* et *ramollissement de la substance grise*. Nous avons trouvé, en outre, un œdème considérable ; à l'incision de la pie-mère, comme nous l'avons dit plus haut, il s'est écoulé une grande quantité de liquide. Or, cette circonstance est parfaitement capable d'expliquer l'absence d'adhérences.

Dès le début de ses savantes recherches sur la paralysie générale, M. Magnan avait indiqué cette particularité. Nous la retrouvons dans l'excellent article de M. Foville : « Il s'est « produit, dans ces cas, dit l'auteur, par suite de l'état chro« nique de démence, un retrait marqué des circonvolutions et « une production considérable de liquide céphalo-rachidien « compensateur. Les adhérences ont pu exister, mais elles « ont longtemps macéré dans la sérosité ; les tissus s'en sont « imbibés ; entre la membrane et la couche corticale, il s'est « fait une sorte de travail d'hydrotomie qui a détaché les sur« faces précédemment unies, etc. »

OBSERVATION XII

D... Aimable, âgé de 64 ans, marié, ouvrier tailleur de son métier.

C'est un *enfant trouvé*, et il est impossible d'avoir le moindre renseignement sur ses antécédents héréditaires.

Il nous arrive le 13 décembre 1887, avec les certificats suivants :

« Paralysie générale. Affaiblissement des facultés. Divagations ambitieuses. Idées érotiques. Il est le premier tailleur « de l'univers, il est le Français taureau. Embarras de la pa- « role. Pupilles rétrécies et inégales. Actes déraisonnables et « inconscients. »

« Signé ; Dr P. Garnier »
« 12 décembre 1887. »

« Paralysie générale avec idées ambitieuses : propos incohérents. Hésitation de la parole ; inégalité pupillaire. »

« Signé : Dr Magnan. »

Le certificat immédiat de l'asile ne diffère pas des précédents.

D'après les renseignements que nous donne son gendre, D..., dans sa jeunesse, aurait toujours été un *peu exagéré* ; très porté vers les femmes, mais fort sobre de boissons.

Dans ces dernières années, il a été soigné à Lariboisière pour une affection du cœur.

Il y a sept à huit mois, D .. commença à s'exciter, à devenir loquace ; des idées ambitieuses, surtout de richesse, apparurent.

D... parlait d'un gros héritage qu'il devait faire ; il était l'associé d'une grande maison de tailleur à Madrid, etc.

L'embarras de la parole est devenu appréciable depuis 4 ou 5 mois, en même temps que le caractère changeait : D... devenait vaniteux, hargneux, méchant.

Cependant, il travaillait encore ; il a cessé en août 1887, à la suite d'injures par lui adressées à un de ses patrons.

Il a fini par se faire arrêter dans la rue.

A l'Asile, son délire est toujours très bruyant ; l'embarras de la parole est très accentué, les pupilles sont ressorrées, la gauche un peu moins.

D... est très émotif, on le fait pleurer avec la plus grande facilité.

Le 20 décembre, nous notons : D... a 36 enfants (en réalité, il en a 4, 3 filles et 1 garçon), dont 4 capitaines ; lui est commandant, en qualité de tailleur. Il a parcouru 3 fois tout l'univers, et il a reçu 8 balles dans le ventre. Il a 3 millions de fortune, etc.

22 décembre. — Il a 3 millions, il est le premier des tailleurs ; il a 4 balles dans le côté. Embarras de la parole considérable, tremblement généralisé ; pupilles inégales.

Les forces musculaires sont assez bien conservées ; le malade se nourrit bien et il ne gâte pas.

Avril 1888. — Pas de modification appréciable.

Observation XIII

G... Pierre, âgé de 56 ans, marié, ancien tailleur de régiment, entre à l'asile de Villejuif le 30 janvier 1887, venant de Sainte-Anne, où M. Magnan l'avait considéré comme paralytique général. Dans ses certificats immédiat et de quinzaine, M. Vallon porte le même diagnostic.

Les antécédents héréditaires, bien qu'incomplètement connus sont très chargés :

Le *père* du malade est mort à 72 ans, d'*apoplexie*.

La *mère*, morte à 80 ans, était *paralysée* depuis 2 ans.

Un *frère* est mort à 38 ans, dans un *asile d'aliénés*.

Le *frère aîné* du malade vit encore; il est *paralysé* depuis 10 ans.

2 *sœurs* bien portantes.

Une *fille* de 25 ans, très bien portante.

G... a passé 20 ans au régiment comme tailleur. Il a fait les campagnes du Mexique et de 1870; il buvait beaucoup.

Rien de notable dans son état de santé.

Les premiers indices de la maladie actuelle se sont manifestés 2 ans environ avant l'entrée : un porte-monnaie, qu'il avait sur lui, a disparu, sans que G... ait jamais pu dire s'il 'avait perdu ou si on le lui avait volé,

Cet incident l'avait beaucoup troublé; il craignait qu'on ne l'accusât d'avoir gaspillé cet argent.

Ainsi révélé fortuitement, l'affaiblissement de la mémoire augmente; le caractère se modifie, G... devient violent; à plusieurs reprises, il brise tout chez lui. *Quelques idées de richesse apparaissent*. Le 25 juillet 1887, survient *une attaque apoplectiforme* avec perte de connaissance, aphasie, hémiplégie gauche.

Revenu à lui le lendemain, G... est très agité; il veut se lever, partir; il menace sa femme et sa fille. Un médecin consulté fait diriger le malade sur Sainte-Anne.

Quand nous l'avons vu, l'affaiblissement des facultés intellectuelles en général, et de la mémoire en particulier, était très considérable; l'embarras de la parole caractérisque le tremblement généralisé aux muscles de la face et des membres. Le délire, s'il existait, était masqué par une incohérence absolue,

A l'agitation du début, succède un état d'affaiblissement progressif; alité dès la fin d'août, D.... n'a pas tardé à gâter.

Il a décliné ainsi graduellement.

Une note du 20 novembre porte : Démence complète ; impossible de comprendre le malade ou de s'en faire comprendre. Pupille droite dilatée. Tremblement fibrillaire de la langue et des lèvres.

G... meurt le 2 décembre, dans un crise apoplectiforme.

L'autopsie montre les lésions caractéristiques de la paralysie générale : épaississement des méninges avec adhérences à la couche corticale ramollie ; crêtes de Baillarger ; granulations épendymaires ; artères légèrement athéromateuses, etc.

Aucune trace de lésion en foyer.

Observation XIV

C... Jean, âgé de 58 ans, exerçant la profession de chaufffour, entré à l'Asile Sainte-Anne, clinique de la Faculté, le 21 mars 1888, décédé le 26.

Impossible d'obtenir le moindre renseignement sur les antécédents de ce malade.

Le certificat d'entrée, signé par M. le Dr P. Garnier, porte.

« Paralysie générale, démence complète. Agitation avec « actes inconscients. Embarras de la parole. Inégalité pupil-« laire. Idées confuses de persécution. Incapacité de se diri-« ger. »

Le certificat immédiat est ainsi conçu :

« Paralysie générale. Affaiblissement des facultés et de la « mémoire. Embarras de la parole. »

« Signé : D. G. Pichon. »

24 mars. — Bredouillement. Démence complète, le malade est incapable de comprendre ou de dire quoi que ce soit. Alité. Gâte.

Parésie vésicale. Tremblement très-accentué des membres, de la langue, des lèvres et des muscles de la face.

Autopsie. — Dure-mère épaissie, adhérente à la pie-mère ; celle-ci très-épaissie, parsemée de plaques d'exsudat opalin, surtout du côté droit.

OEdème. Adhérences, ulcérations sur les 2/3 antérieurs, surtout à droite. Granulations épendymaires ; liquide ventriculaire abondant.

Observation XV

D... Victor, comptable, âgé de 37 ans, est entré à la Clinique de la Faculté, (asile Sainte-Anne), le 23 février 1887 ; il est mort le 23 février 1888.

Le certificat d'entrée de ce malade est ainsi conçu :

« Débilité mentale, trouble de la prononciation. Dépression. « Divagations. Impossible d'obtenir le moindre renseigne- « ment. Il se croit surveillant au Dépôt de la Préfecture, etc. »

Certificat immédiat :

« Démence *consécutive à une lésion circonscrite ;* idées de « grandeur, se dit directeur du Dépôt. Affaiblissement des fa- « cultés et de la mémoire. Troubles de la motilité et embar- « ras de la parole très prononcé. »

Renseignements donnés par son beau-frère.

Ictus apoplectique il y a 15 jours. *Hémiplégie consécutive* qui s'est amendée peu à peu. Autres attaques antérieures. *Fugues inconscientes*. Le malade est sorti de chez lui à plusieurs reprises, sans savoir où il allait. Arrêté errant dans les rues. Achats inconsidérés d'objets inutiles.

Agent comptable. Depuis quelque temps, ne pouvait plus faire ses comptes.

Idées de grandeur. Prétend que le Dépôt lui appartient.

11 août 1887. — Le malade dit qu'on l'empoisonne avec du mercure. On lui a volé 130 millions. Il avait 8 milliards ; il a donné 2 milliards au Président de la République pour subvenir aux frais des musiques militaires. Il se dit tantôt le duc de Lavrier, tantôt le jardinier en chef de la belle fleur (la belle fleur est composée de 6 généraux, des maréchaux, etc.).

Il va faire faire un canal qui amènera, de la Savoie, de *l'eau sucrée* pour arroser les fleurs.

Il sait cultiver la *nouvelle fleur* par un nouveau système, en mettant sous les racines du sang et du lait sucré. Il a 17 terrains et des châteaux en marbre jaune sur chacun des terrains.

Démence complète (ainsi, sur la question : combien font 2 fois 10 ; il répond : ça fait le terrain, etc.). Pas d'inégalité pupillaire ; embarras très prononcé de la parole ; artères très athéromateuses. Idées hypochondriaques ; il n'a pas de cœur, qui a séché, etc.

Janvier 1888. — Mêmes idées délirantes, avec trouble très considérable de la parole. *Pas d'affaiblissement muculaire unilatéral appréciable*.

Parésie vésicale nécessitant le cathétérisme pendant 15 jours environ, après quoi, la parésie disparaît.

Février 1888. — Attaques apoplectiformes, mort le 23.

Autopsie. — Epaisseur considérable de la calotte. Injection des méninges avec épaississement. Adhérences très fortes, très étendues, mais surtout marquées aux lobes antérieurs et du côté droit.

Ramollissement de la substance grise. Pas de granulations épendymaires. *Aucune trace* de *lésion circonscrite ancienne ou récente.*

CONCLUSIONS.

De l'examen de nos 202 cas cas de paralysie générale, et de leur comparaison avec les données fournies par les auteurs, nous croyons pouvoir tirer les conclusions suivantes :

I. — Le nombre des cas de paralysie générale, chez l'homme, augmente progressivement.

II. — Cette augmentation est très sensible pour la période de 25 à 30 ans, où jadis la maladie était *fort rare*, et qui nous a donné la proportion de 8, 0 0/0 ; — de là, un abaissement de l'âge moyen de son apparition.

III. — La paralysie générale se rencontre *fréquemment*, chez l'homme, dans un milieu social (classes ouvrières), généralement considéré comme moins atteint ; — sa prédilection pour les classes élevées, surtout pour *les professions libérales*, *intellectuelles*, a été fort exagérée.

Nous donnons ces résultats comme seulement applicables à la région du département de la Seine.

IV. — Au point de vue étiologique, et dans les cas étudiés par nous, la paralysie générale ne relève pas plus particulièrement du *surmenage intellectuel* que du *surmenage cérébral direct* (chagrins, ambition, etc) ; elle semble résulter, chez des sujets *presque toujours héréditairement prédisposés*, soit d'un *surmenage général* déterminé par des *fatigues très-diverses* et *souvent multiples* : excès de travail, ordinairement manuel; excès vénériens, excès alcooliques de veilles, de table, etc; séjour dans une atmosphère surchauffée; — soit d'un accident: insolation, traumatisme crânien.

Mais il faut bien dire que, trop souvent, toutes causes appréciables ont fait défaut.

V. — L'influence héréditaire que nous avons le plus souvent relevée, est l'hérédité des *tendances congestives* (53 fois sur 100). L'hérédité vésanique est notée 18 fois sur 60. L'hérédité alcoolique occupe la dernière place; encore convient-il de rappeler les réserves que nous avons faites à son sujet.

VI. — Dans la paralysie générale précoce, les conditions étiologiques semblent plus faciles à déterminer que dans la paralysie générale de l'âge moyen. L'hérédité, surtout congestive, y joue le principal rôle. La *forme* la plus commune est la *démence paralytique primitive*.

BIBLIOGRAPHIE

AUBANEL. — Des fausses membranes de l'arachnoïde. Annales médico-psycholgiques ; 1843, T. 2.

BAILLARGER. — Nouvelles considérations sur la paralysie générale incomplète ; Gaz. hôp. Juillet 1846.

— Appendice au traité des maladies mentales de Griésinger ; Paris 1860.

— Discussion sur la paralysie générale, à la société médico-psychol. 1877, etc., etc.

BALL. — Leçons sur les maladies mentales. Paris, 1880.

BALL ET RÉGIS. Les familles des aliénés au point de vue biologique. Encéphale, 1883.

BAYLE (A. L. J.) — Recherches sur les maladies mentales, ou sur l'arachnitis chronique, la gastrite et la gastro-entérite chroniques et la goutte, considérées comme cause d'aliénation mentale. Thèse de Paris, 1822.

— Traité des maladies du cerveau et de ses membranes. Paris, 1826.

BRIERRE DE BOISMONT. — Remarque sur la paralysie générale. Gaz. médicale, 1847.

— Sur la paralysie générale des aliénés. Union médicale, 1848.

CALMEIL. — De la paralysie considérée chez les aliénés. Paris, 1826.

— Traité des maladies inflammatoires du cerveau. Paris, 1859.

CHRISTIAN. — Recherches sur l'étiologie de la paralysie générale chez l'homme. Arch. Neurol. Sept. 1887.

CHRISTIAN ET RITTI. — Article *paralysie générale* du dictionnaire encyclopédique des sciences médicales.

COLOVITCH. — De la paralysie générale chez la femme. Th. Paris, 1882.

H. DAGONET. — Rapport pour l'année 1880, sur la division des hommes, à Sainte-Anne ; *in* Rapport sur le service des aliénés du département de la Seine.

DIEULAFOY. — Gazette hebdomadaire de médecine et de chirurgie, 1876.

DONY. — Folie consécutive à l'insolation. Th. Paris, 84.

DOUTREBENTE. — Recherches sur la paralysie générale progressive. Thèse de Paris, 1870.

— Etude sur les aliénés héréditaires. Ann. médico-psychologiques, Sept. et Nov. 1869.

— Différentes espèces de rémissions dans la paralysie générale. Paris, 1878.

E. ESQUIROL. — Des maladies mentales considérées sont les rapports médical, hygiénique et médico-légal. Paris, 1838.

J. FALRET. — Recherches sur la folie paralytique. Th. de Paris, 1853.

— Discussion sur la paralysie générale, à la société médico-psychologique, 1877.

A. FOVILLE. — Art. paralysie générale du nouveau dictionnaire de médecine et de chirurgie pratiques.

FRIESE. — Symptômes et marche de la paralysie générale progressive. Thèse Paris, 1860.

L. KLEIN. — Du délire des grandeurs. Th. Paris, 1888.

DE KRAFFT. — Ebing. — Archiv. fur psychiatrie.

LAGARDELLE. — Considérations sur l'étiologie de la paralysie générale progressive. Th. Paris, 1865.

CH. LASÈGUE. — De la paralysie générale Th. agrégat. Paris, 1853.

— Etudes médicales, T. 1.

LIONET — Des variétés de la paralysie générale dans leurs rapports avec la pathogénie. Th. Paris. 1878.

LUBIMOFF. — Vaisseaux de nouvelle formation dans la paralysie générale. Archiv. de Physiol., 1874.

LUNIER. — Recherches sur la paralysie générale progressive. Ann. médico-psychol. 1849, t. 1.

LUYS. — Anatomie pathologique de la paralysie générale. Ann. médico-psychol, 1877.

— Traité clinique et pratique des maladies mentales. Paris, 1881.

MAGNAN — De la lésion anatomique de la paralysie générale. Th. Paris, 1866.

— De l'alcoolisme et des diverses formes du délire alcoolique. Paris, 1874.

— Rapport sur les asiles d'aliénés de la Seine (1882-1887).

MARCÉ. — Traité pratique des maladies mentales. Paris, 1862.

MARTERET. — Contribution à l'étude de la paralysie générale, à début tardif. Th. Paris, 1888.

MENDEL. — Die progressive paralysie der Irren ; Berlin, 1880.

MEYER. — Arch. für psychiatrie. Band. I. p. 289.

MIERZEJEWSKI. — Etudes sur les lésions cérébrales de la paralysie générale. Arch. de physiologie, 1875.

MOREL. — Traité des maladies mentales ; Paris, 1860.

PARCHAPPE. — Traité théorique et pratique de la folie. Paris, 1841.

A. PLANÈS. — Quelques considérations sur la folie à Paris. Th. Paris, 1886.

E. REGIS. — La paralysie générale chez la femme. France médicale, 1882.

— Paralysie générale prématurée. Encéphale, 1883.

— Un cas de paralysie générale à 17 ans. Encéphale, 1885.

— Manuel pratique de médecine mentale. Paris, 1885.

Ph. Rey. — Observations de paralysie générale chez des vieillards. Ann. médico-psychol. 1882, 6e serie, t. 8, p. 69 et 70.

Rey et Manière. — Cas de paralysie générale héréditaire. Ann. médico-psychologique, 1883.

Savage. — Journal of mental science ; 1876.

E. Srae. — Edinburg médical journal ; février 1866.

Turnbull. — Journal of mental science ; octobre 1881.

Ch. Vallon. — Paralysie générale et traumatisme dans leurs rapports réciproques. Th. Paris, 1882.

A. Voisin. — Traité de la paralysie générale des aliénés. Paris, 1879.

L. Vrain. — Paralysie générale à début précoce. Th. Paris, 1887.

Weddl. — Beitrage zur Pathologie der Blutgefasse. Wien, 1859

Wiglesworth. — Journal of mental science, juillet 1883.

TABLE DES MATIÈRES

Imprimerie des Écoles, Henri JOUVE, 23, rue Racine, Paris.

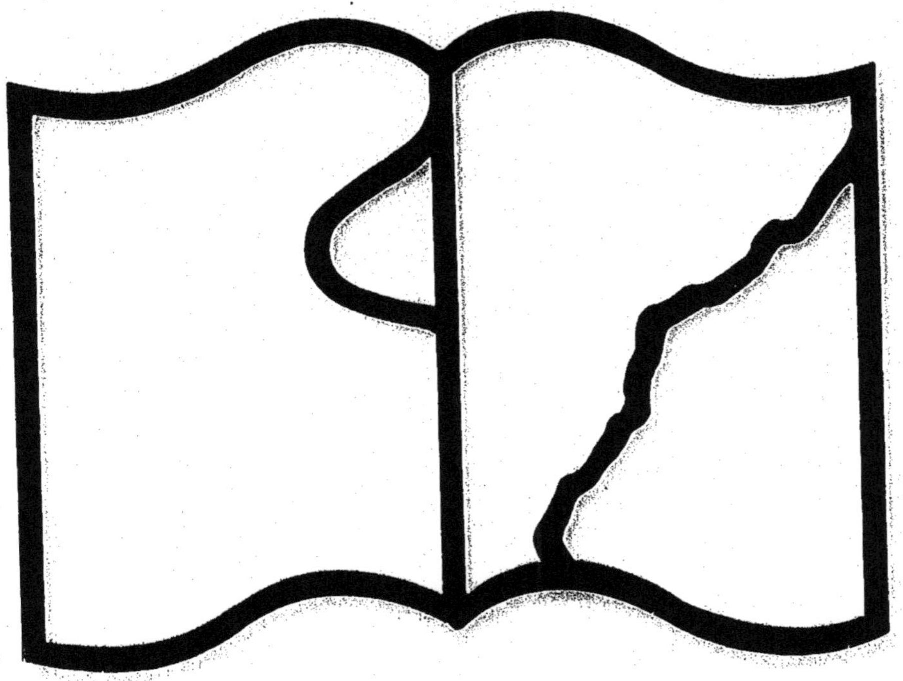

Texte détérioré — reliure défectueuse

NF Z 43-120-11

www.ingramcontent.com/pod-product-compliance
Ingram Content Group UK Ltd.
Pitfield, Milton Keynes, MK11 3LW, UK
UKHW020407230726
13925UKWH00003B/1290